U0358477

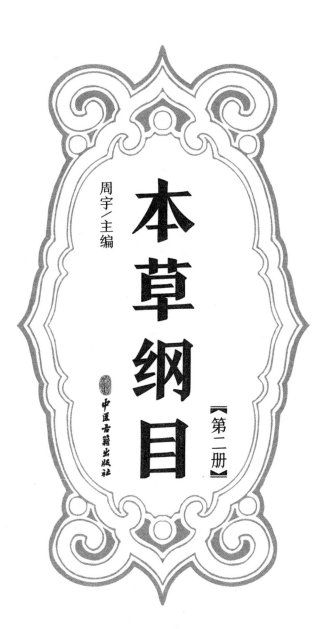

周宇／主编

本草纲目

【第二册】

中医古籍出版社

当归

《本经》中品

释名 乾归、山蕲、白蕲。〔颂曰〕按《尔雅》：薜，山蕲。又云：薜，白蕲。薜音百。蕲即古芹字。

〔时珍曰〕当归本非芹类，特以花叶似芹，故得芹名。古人娶妻为嗣续也，当归调血，为女人要药，有思夫之意，故有当归之名。

集解〔时珍曰〕今陕、蜀、秦州、汶州诸处人多栽莳为货。以秦归头圆尾多色紫气香肥润者，名马尾归，最胜他处；头大尾粗色白坚枯者，为镵头归，止宜入发散药尔。

 根

【气味】苦，温，无毒。

【主治】咳逆上气，温疟寒热洗洗在皮肤中，妇人漏下绝子，诸恶疮疡金疮，煮汁饮之。（《本经》）

温中止痛，除客血内塞，中风痉汗不出，湿痹中恶，客气虚冷，补五脏，生肌肉。（《别录》）

止呕逆，虚劳寒热，下痢腹痛齿痛，女人沥血腰痛，崩中，补诸不足。（甄权）

治一切风、一切血，补一切劳，破恶血，养新血，及癥癖、肠胃冷。（《大明》）

治头痛，心腹诸痛，润肠胃筋骨皮肤，治痈疽，排脓止痛，和血补血。（时珍）

主痿躄嗜卧，足下热而痛。冲脉为病，气逆里急。带脉为病，腹痛，腰溶溶如坐水中。（好古）

【发明】〔权曰〕患人虚冷者，加而用之。

〔承曰〕世俗多谓唯能治血，而《金匮》《外台》《千金》诸方皆为大补不足、决取立效之药。古方用治妇人产后恶血上冲，取效无急于此。凡气血昏乱者，服之即定。可以补虚，备产后要药也。

〔宗奭曰〕《药性论》补女子诸不足一说，尽当归之用矣。

〔成无己曰〕脉者血之府，诸血皆属心。凡通脉者，必先补心益血。故张仲景治手足厥寒、脉细欲绝者，用当归之苦温以助心血。

〔元素曰〕其用有三：一心经本药，二和血，三治诸病夜甚。凡血受病，必须用之。血壅而不流则痛，当归之甘温能和血，辛温能散内寒，苦温能助心散寒，使气血各有所归。

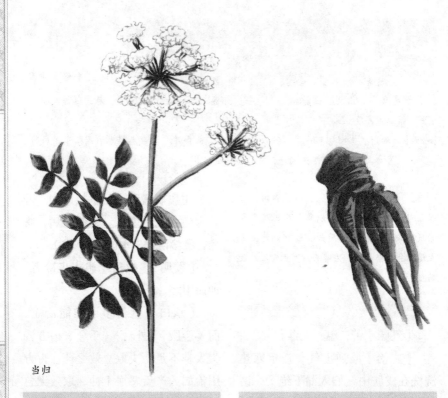

当归

附方

小便出血。当归四两（剉），酒三升，煮取一升，顿服。（《肘后方》）

妇人百病（诸虚不足者）。当归四两，地黄二两，为末，蜜丸梧子大。每食前，米饮下十五丸。（太医支法存方）

木 香

《本经》上品

释名 蜜香、青木香。〔时珍曰〕木香，草类也。本名蜜香，因其香气如蜜也。缘沉香中有蜜香，遂讹此为木香尔。

集解 〔时珍曰〕木香，南方诸地皆有。《一统志》云：叶类丝瓜，冬月取根，晒干。

【气味】辛，温，无毒。

【主治】邪气，辟毒疫温鬼，强志，主淋露。久服不梦寤魇寐。（《本经》）

消毒，杀鬼精物，温疟蛊毒，气劣气不足，肌中偏寒，引药之精。（《别录》）

治心腹一切气，膀胱冷痛，呕逆反胃，霍乱泄泻痢疾，健脾消食，安胎。（《大明》）

九种心痛，积年冷气，疝癖癥块胀痛，壅气上冲，烦闷羸劣，女人血气刺心，痛不可忍，末酒服之。（甄权）

散滞气，调诸气，和胃气，泄肺气。（元素）

行肝经气。煨熟，实大肠。（震亨）

治冲脉为病，逆气里急，主肨渗小便秘。（好古）

【发明】〔弘景曰〕青木香，大秦国人以疗毒肿、消恶气有验。今唯制蛀虫丸用之。常以煮汁沐浴大佳。

〔宗奭曰〕木香专泄决胸腹间滞塞冷气，他则次之。得橘皮、肉豆蔻、生姜相佐使绝佳，效尤速。

〔元素曰〕木香除肺中滞气。若治中下二焦气结滞，及不转运，须用槟榔为使。

〔震亨曰〕调气用木香，其味辛，气能上升，如气郁不达者宜之。若阴火冲上者，则反助火邪，当用黄柏、知母，而少以木香佐之。

〔好古曰〕《本草》云：主气劣，气不足，补也；通壅气，导一切气，破也。安胎，健脾胃，补也；除疝癖癥块，破也。其不同如此。洁古张氏但言调气，不言补也。

〔机曰〕与补药为佐则补，与泄药为君则泄也。

〔权曰〕《隋书》言樊子盖为武威太守，车驾入吐谷浑，子盖以彼多瘴气，献青木香以御雾露之邪。

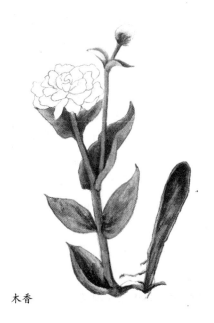

木香

气滞腰痛。青木香、乳香各二钱，酒浸，饭上蒸，均以酒调服。（《圣惠方》）

腋臭阴湿（凡腋下、阴下湿臭，或作疮）。青木香以好醋浸，夹于腋下、阴下。为末敷之。（《外台秘要》）

白前

《别录》中品

释名 石蓝、嗽药。〔时珍曰〕名义未详。

集解 〔弘景曰〕白前出近道，根似细辛而大，色白不柔易折，气嗽方多用之。

【气味】 甘，微温，无毒。

【主治】 胸胁逆气，咳嗽上气，呼吸欲绝。（《别录》）

主一切气，肺气烦闷，贲豚肾气。（《大明》）

降气下痰。（时珍）

【发明】 〔宗奭曰〕白前能保定肺气，治嗽多用，以温药相佐使尤佳。

〔时珍曰〕白前色白而味微辛甘，手太阴药也。长于降气，肺气壅实而有痰者宜之。若虚而长哽气者，不可用也。张仲景治嗽而脉沉，泽漆汤中亦用之。其方见《金匮要略》，药多不录。

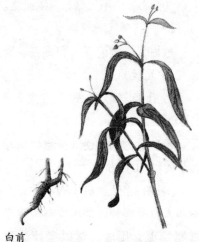

白前

久嗽唾血。白前、桔梗、桑白皮三两（炒），甘草一两（炙），水六升，煮一升，分三服。忌猪肉、菘菜。（《外台》）

白 薇

释名 薇草、白幕、春草。〔时珍曰〕薇，细也。其根细而白也。

集解 〔颂曰〕今陕西诸郡及舒、滁、润、辽州亦有之。茎叶俱青，颇类柳叶。六、七月开花，八月结实。其根黄白色，类牛膝而短小，今人八月采之。

根

【气味】苦、咸、平，无毒。

【主治】暴中风身热肢满，忽忽不知人，狂惑邪气，寒热酸疼，温疟洗洗，发作有时。（《本经》）

疗伤中淋露，下水气，利阴气，益精。久服利人。（《别录》）

风温灼热多眠，及热淋遗尿，金疮出血。（时珍）

【发明】〔时珍曰〕白薇古人多用，后世罕能知之。按张仲景治妇人产中虚烦呕逆，安中益气，竹皮丸方中，用白薇同桂枝各一分，竹皮、石膏各三分，甘草七分，枣肉为大丸，每以饮化一丸服。云有热者倍白薇，则白薇性寒，乃阳明经药也。徐之才《药对》言：白薇恶大枣，而此方又以枣为丸，盖恐诸药寒凉伤脾胃尔。

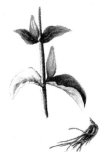
白薇

附方

妇人遗尿（不拘胎前产后）。白薇、芍药各一两，为末。酒服方寸匕，日三服。（《千金方》）

芎 劳

释名 胡劳、川芎。〔时珍曰〕芎本作营，名义未详。或云：人头穹窿穹高，天之象也。此药上行，专治头脑诸疾，故有芎劳之名。以胡戎者为佳，故曰胡劳。

集解 〔时珍曰〕蜀地少寒，人多栽莳，深秋茎叶亦不萎也。清明后宿根生苗，分其枝横埋之，则节节生根。八月根下始结芎䓖，乃可掘取，蒸曝货之。

根

【气味】辛，温，无毒。

【主治】一切风，一切气，一切劳损，一切血。补五劳，壮筋骨，调众脉，破癥结宿血，养新血，吐血鼻血溺血，脑痈发背，瘰疬瘿赘，痔瘘疮疥，长肉排脓，消瘀血。（《大明》）

燥湿，止泻痢，行气开郁。（时珍）

【发明】〔元素曰〕川芎上行头目，下行血海，故清神及四物汤皆用之。能散肝经之风，治少阳厥阴经头痛，及血虚头痛之圣药也。其用有四：为少阳引经，一也；诸经头痛，二也；助清阳之气，三也；去湿气在头，四也。

〔时珍曰〕芎䓖，血中气药也。肝苦急，以辛补之，故血虚者宜之。《左传》言麦麹、鞠穷御湿，治河鱼腹疾。予治湿泻每加二味，其应如响也。血痢已通而痛不止者，乃阴亏气郁，药中加芎为佐。气行血调，其病立止。此皆医学妙旨，圆机之士，始可语之。

〔宗奭曰〕沈括《笔谈》云：一族子旧服芎䓖，医郑叔熊见之云：芎䓖不可久服，多令人暴死。后族子果无疾而卒。又朝士张子通之妻，病脑风，服芎䓖甚久，一旦暴亡。皆目见者。此皆单服既久，则走散真气。若使他药佐使，又不久服，中病便已，则焉能至此哉？

〔虞抟曰〕骨蒸多汗，及气弱之人，不可久服。其性辛散，令真气走泄，而阴愈虚也。

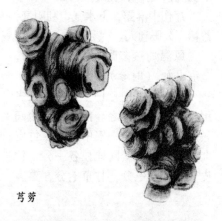

芎䓖

附方

崩中下血（昼夜不止）。用芎䓖一两，清酒一大盏，煎取五分，徐徐进之。（《千金方》）

本草纲目

二二四

芍 药

《本经》中品

集解 〔时珍曰〕昔人言洛阳牡丹、扬州芍药甲天下。今药中所用，亦多取扬州者。

根

【气味】苦，平，无毒。

【主治】通顺血脉，缓中，散恶血，逐贼血，去水气，利膀胱大小肠，消痈肿，时行寒热，中恶腹痛腰痛。（《别录》）

治脏腑拥气，强五脏，补肾气，治时疾骨热，妇人血闭不通，能蚀脓。（甄权）

女人一切病，胎前产后诸疾，治风补劳，退热除烦益气，惊狂头痛，目赤明目，肠风泻血痔瘘，发背疮疥。（《大明》）

止下痢腹痛后重。（时珍）

【发明】〔元素曰〕白补赤散，泻肝补脾胃。酒浸行经，止中部腹痛。与姜同用，温经散湿通塞，利腹中痛，胃气不通。白芍入脾经补中焦，乃下利必用之药。盖泻利皆太阴病，故不可缺此。得炙甘草为佐，治腹中痛，夏月少加黄芩，恶寒加桂，此仲景神方也。其用凡六：安脾经，一也；治腹痛，二也；收胃气，三也；止泻痢，四也；和血脉，五也；固腠理，六也。

〔时珍曰〕白芍药益脾，能于土中泻木。赤芍药散邪，能行血中之滞。《日华子》言赤补气，白治血，欠审矣。产后肝血已虚，不可更泻，故禁之。酸寒之药多矣，何独避芍药耶？以此颂曰张仲景治伤寒多用芍药，以其主寒热、利小便故也。

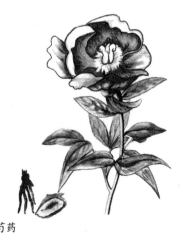

芍药

附方

赤白带下（年深月久不瘥者）。取白芍药三两，并干姜半两，剉熬令黄，捣末。空心水饮服二钱匕，日再服。《广济方》：只用芍药炒黑，研末，酒服之。（《贞元广利方》）

徐 长 卿

《本经》上品

释名 别仙踪。〔时珍曰〕徐长卿，人名也，常以此药治邪病，人遂以名之。

集解 〔颂曰〕今淄齐淮泗间皆有之，三月、四月采，谓之别仙踪。

〔时珍曰〕鬼督邮、及己之乱杜衡，其功不同，苗亦不同也。徐长卿之乱鬼督邮，其苗不同，其功同也。杜衡之乱细辛，则根苗功用皆仿佛，乃弥近而大乱也。不可不审。

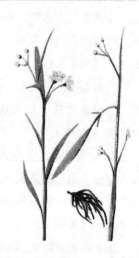

徐长卿

【气味】辛，温，无毒。

【主治】鬼物百精蛊毒，疫疾邪恶气，温疟。久服强悍轻身。（《本经》）

【发明】〔时珍曰〕《抱朴子》言：上古辟瘟疫有徐长卿散，良效。今人不知用此。

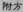

附方

小便关格。徐长卿汤：治气壅关格不通，小便淋结，脐下妨闷。徐长卿（炙）半两，茅根三分，木通、冬葵子一两，滑石二两，槟榔一分，瞿麦穗半两，每服五钱，水煎，入朴硝一钱，温服，日二服。（《圣惠方》）

荜 茇

宋《开宝》

释名 荜拨。〔时珍曰〕荜拨当作荜茇，出《南方草木状》，番语也。陈藏器《本草》作毕勃，《扶南传》作逼拨，《大明会典》作毕茇。又段成式《酉阳杂俎》云：摩伽陀国呼为荜拨梨，拂林国呼为阿梨诃陀。

集解 〔恭曰〕荜拨生波斯国。丛生，茎叶似蒟酱，其子紧细，味辛烈于蒟酱。胡人将来，入食味用也。

〔颂曰〕今岭南特有之，多生竹林内。正月发苗作丛，高三四尺，其茎如箸。叶青圆如蕺菜，阔二三寸如桑，面光而厚。三月开花白色在表。七月结子如小指大，长二寸已来，青黑色，类椹子而长。九月收采，灰杀曝干。南人爱其辛香，或取叶生茹之。复有舶上来者，更辛香。

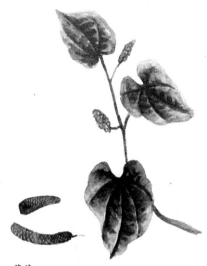

荜茇

【气味】辛，大温，无毒。

【主治】温中下气，补腰脚，杀腥气，消食，除胃冷，阴疝痃癖。（藏器）

霍乱冷气，心痛血气。（《大明》）

水泻虚痢，呕逆醋心，产后泄痢，与阿魏和合良。得诃子、人参、桂心、干姜，治脏腑虚冷肠鸣泄痢，神效。（李珣）

治头痛鼻渊牙痛。（时珍）

【发明】〔颂曰〕按《唐太宗实录》云：贞观中，上以气痢久未瘥，服名医药不应，因诏访求其方。有卫士进黄牛乳煎荜茇方，御用有效。刘禹锡亦记其事云，后累试于虚冷者必效。

附方

暴泄身冷。自汗，甚则欲呕，小便清，脉微弱，宜已寒丸治之。荜茇、肉桂各二钱半，高良姜、干姜各三钱半，为末，糊

丸梧子大。每服三十丸，姜汤送下。（《和剂局方》）

冷痰恶心。荜茇一两，为末，食前用米汤服半钱。（《圣惠方》）

胃冷口酸（流清水，心下连脐痛）。用荜茇半两，厚朴姜汁（浸炙）一两，为末，入熟鲫鱼肉，研和丸绿豆大。每米饮下二十丸，立效。（余居士《选奇方》）

瘴气成块（在腹不散）。用荜茇一两，大黄一两，并生为末，入麝香少许，炼蜜丸梧子大，每冷酒服三十丸。（《永类钤方》）

鼻流清涕。荜茇末吹之，有效。（《卫生易简方》）

风虫牙痛。荜茇末揩之，煎苍耳汤漱去涎。《本草全度》：用荜茇末、木鳖子肉，研膏化开，嚯鼻。《圣济总录》：用荜茇、胡椒等分，为末，化蜡丸麻子大，每以一丸塞孔中。

藁 本

《本经》中品

■释名 藁茇、鬼卿。〔时珍曰〕古人香料用之，呼为藁本香。《山海经》名藁茇。

■集解 〔时珍曰〕江南深山中皆有之。根似芎藭而轻虚，味麻，不堪作饮也。

根

【气味】辛，温，无毒。

【主治】妇人疝瘕，阴中寒肿痛，腹中急，除风头痛，长肌肤，悦颜色。（《本经》）

治太阳头痛、巅顶痛，大寒犯脑，痛连齿颊。（元素）

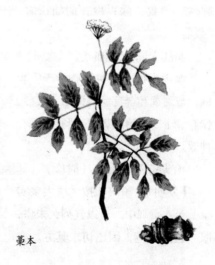

藁本

治痈疽，排脓内塞。（时珍）

【发明】〔元素曰〕藁本乃太阳经风药，其气雄壮，寒气郁于本经，头痛必用之药。颠顶痛非此不能除。与木香同用，治雾露之清邪中于上焦。与白芷同作面脂。既治风，又治湿，亦各从其类也。

【主治】风邪流入四肢。（《别录》）

附方

干洗头屑。藁本、白芷等分，为末。夜擦旦梳，垢自去也。（《便民图纂》）

白　芷

《本经》中品

释名 白茝（音止）。〔时珍曰〕徐锴云，初生根干为芷，则白芷之义取乎此也。

集解 〔《别录》曰〕白芷生河东川谷下泽，二月、八月采根曝干。

〔颂曰〕所在有之，吴地尤多。根长尺余，粗长尺余，粗细不等，白色。枝干去地五寸以上。春生叶，相对婆娑，紫色，阔三指许。花白微黄。入伏后结子，立秋后苗枯。二月、八月采根曝干。以黄泽者为佳。

【气味】辛，温，无毒。

【主治】女人漏下赤白，血闭阴肿，寒热，头风侵目泪出，长肌肤，润泽颜色，可作面脂。（《本经》）

疗风邪，久渴吐呕，两胁满，风痛头眩目痒。可作膏药。（《别录》）

治目赤胬肉，去面皯疵瘢，补胎漏滑落，破宿血，补新血，乳痈发背瘰疬，肠风痔瘘，疮痍疥癣，止痛排脓。（《大明》）

能蚀脓，止心腹血刺痛，女人沥血腰痛，血崩。（甄权）

解利手阳明头痛、中风寒热，及肺经风热、头面皮肤风痹燥痒。（元素）

治鼻渊鼻衄，齿痛，眉棱骨痛，大肠风秘，小便去血，妇人血风眩晕，翻胃吐食，解砒毒蛇伤，刀箭金疮。（时珍）

【主治】作浴汤，去尸虫。
（《别录》）

浴丹毒瘾疹风瘙。（时珍）

一切伤寒。神白散（又名
圣僧散）：治时行一切伤寒，不

问阴阳轻重、老少男女孕妇，皆
可服之。用白芷一两，生甘草半
两，姜三片，葱白三寸，枣一
枚，豉五十粒，水二碗，煎服取
汗。不汗再服。病至十余日未得
汗者，皆可服之。此药可卜人之
好恶也。如煎得黑色，或误打
翻，即难愈；如煎得黄色，无不

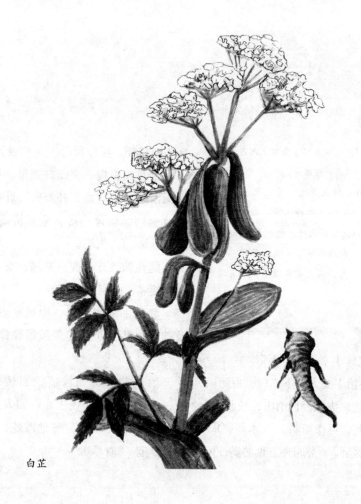

白芷

愈者。煎时要至诚，忌妇人鸡犬见。(《卫生家宝方》)

风寒流涕。香白芷一两，荆芥穗一钱，为末，蜡茶点服二钱。(《百一选方》)

偏正头风。百药不治，一服便可，天下第一方也。香白芷(炒)二两五钱，川芎(炒)、甘草(炒)、川乌头(半生半熟)各一两，为末。每服一钱，细茶、薄荷汤调下。(谈野翁《试效方》)

风热牙痛。香白芷一钱，朱砂五分，为末。蜜丸芡子大，频用擦牙。此乃濠州一村妇以医人者，庐州郭医云，绝胜他药也。

或以白芷、吴茱萸等分，浸水漱涎。(《医林集要》)

一切眼疾。白芷、雄黄为末，炼蜜丸龙眼大，朱砂为衣。每服一丸，食后茶下，日二服。名还睛丸。(《普济方》)

盗汗不止。太平白芷一两，辰砂半两，为末。每服二钱，温酒下。屡验。(朱氏《集验方》)

脚气肿痛。白芷、芥子等分，为末，姜汁和，涂之效。(《医方摘要》)

小便气淋(结涩不通)。白芷(醋浸，焙干)二两，为末。煎木通、甘草酒调下一钱，连进二服。(《普济方》)

蛇 床

《本经》上品

释名 蛇粟、墙蘼。〔时珍曰〕蛇虺喜卧于下食其子，故有蛇床、蛇粟诸名。

集解 〔时珍曰〕其花如碎米攒簇，其子两片合成，似莳萝子而细。

子

【气味】苦，平，无毒。

【主治】妇人阴中肿痛，男子

阴痿湿痒，除痹气，利关节，癫痫恶疮。久服轻身。(《本经》)

暖丈夫阳气，助女人阴气，治腰胯酸疼，四肢顽痹，缩小便，去阴汗湿癣齿痛，赤白带下，小儿惊痫，扑损瘀血，煎汤浴大风身痒。(《大明》)

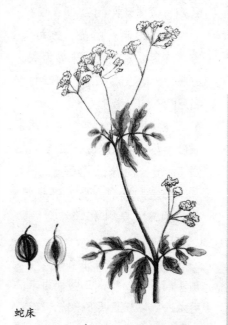

蛇床

【发明】〔时珍曰〕蛇床乃右肾命门、少阳三焦气分之药,《神农》列之上品,不独辅助男子,而又有益妇人。世人舍此而求补药于远域,岂非贱目贵耳乎?

附方

大肠脱肛。蛇床子、甘草各一两,为末。每服一钱,白汤下,日三服。并以蛇床末敷之。(《经验方》)

阳事不起。蛇床子、五味子、菟丝子等分,为末,蜜丸梧子大。每服三十丸,温酒下,日三服。(《千金方》)

牡 丹

《本经》中品

 释名 木芍药、花王。〔时珍曰〕牡丹以色丹者为上,虽结子而根上生苗,故谓之牡丹。

集解 〔时珍曰〕牡丹唯取红白单瓣者入药。其千叶异品,皆人巧所致,气味不纯,不可用。

根皮

【气味】辛,寒,无毒。

【主治】除时气头痛,客热五劳,劳气头腰痛,风噤癫疾。(《别录》)

久服轻身益寿。(《吴普》)

治冷气,散诸痛,女子经脉不通,血沥腰痛。(甄权)

通关腠血脉,排脓,消扑损瘀血,续筋骨,除风痹,落胎下胞,

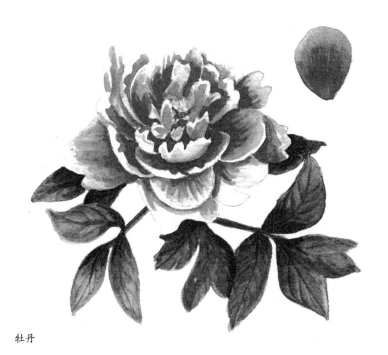

牡丹

产后一切冷热血气。(《大明》)

治神志不足，无汗之骨蒸，衄血吐血。(元素)

和血生血凉血，治血中伏火，除烦热。(时珍)

【发明】〔元素曰〕牡丹乃天地之精，为群花之首。叶为阳，发生也。花为阴，成实也。丹者赤色，火也。故能泻阴胞中之火。四物汤加之，治妇人骨蒸。又曰：牡丹皮入手厥阴、足少阴，故治无汗之骨蒸；地骨皮入足少阴、手少阳，故治有汗之骨蒸。神不足者手少阴，志不足者足少阴，故仲景肾气丸用

之，治神志不足也。又能治肠胃积血，及吐血、衄血必用之药，故犀角地黄汤用之。

〔杲曰〕心虚，肠胃积热，心火炽甚，心气不足者，以牡丹皮为君。

〔时珍曰〕牡丹皮治手、足少阴、厥阴四经血分伏火。盖伏火即阴火也，阴火即相火也。古方唯以此治相火，故仲景肾气丸用之。后人乃专以黄柏治相火，不知牡丹之功更胜也。此乃千载秘奥，人所不知，今为拈出。赤花者利，白花者补，人亦罕悟，宜分别之。

附方

癫疝偏坠（气脉不能动者）。牡丹皮、防风等分，为末，酒服二钱，甚效。（《千金方》）

金疮内漏（血不出）。牡丹皮为末，水服三指撮，立尿出血也。（《千金方》）

下部生疮（已决洞者）。牡丹末，汤服方寸匕，日三服。（《肘后方》）

荆三棱

宋《开宝》

释名 京三棱、草三棱、鸡爪三棱、黑三棱、石三棱。〔颂曰〕三棱，叶有三棱也。生荆楚地，故名荆三棱以著其地，《开宝本草》作京者误矣。又出草三棱条，云即鸡爪三棱，生蜀地，二月、八月采之。其实一类，随形命名尔，故并见之。

集解 〔藏器曰〕三棱总有三四种。京三棱，黄色体重，状若鲫鱼而小，又有黑三棱，状如乌梅而稍大，体轻有须，相连蔓延，作漆色，蜀人以织为器，一名萡者，是也。疗体并同。

〔颂曰〕京三棱旧不著所出地土，今荆襄、江淮、济南、河陕间皆有之，多生浅水旁及陂泽中。春生苗，高三四尺。叶似莎草，极长，又似茭蒲叶而有三棱。五、六月抽茎，高四五尺，大如人指，有三棱如削成。茎端开花，大体皆如莎草而大，黄紫色。苗下即魁，初生成块如附子大，或有扁者，其旁有根横贯，一根则连数魁，魁上亦出苗。其魁皆扁长，如小鲫鱼，体重者，三棱也。其根末将尽一魁，未发苗，小圆如乌梅者，黑三棱也。又根之端钩曲如爪者，鸡爪三棱也。皆皮黑肌白而至轻。

〔时珍曰〕三棱多生荒废陂池湿地。春时丛生，夏秋抽高茎，茎端复生数叶，开花六七枝，花皆细碎成穗，黄紫色，中有细子。其叶茎花实俱有三棱，并与香附苗叶花实一样，但长大尔。其茎光滑三棱，如棕之叶茎。茎中有白穰，剖之织物，柔韧如藤。

根

【修治】〔元素曰〕入用须炮熟。

〔时珍曰〕消积须用醋浸一日，炒或煮熟焙干，入药乃良。

【气味】苦，平，无毒。

【主治】老癖癥瘕，积聚结块，产后恶血血结，通月水，堕胎，止痛利气。（《开宝》）

治气胀，破积气，消扑损瘀

血，妇人血脉不调，心腹痛，产后腹痛血运。（《大明》）

心膈痛，饮食不消。（元素）

通肝经积血，治疮肿坚硬。（好古）

下乳汁。（时珍）

【发明】〔好古曰〕三棱色白属金，破血中之气，肝经血分药也。三棱、莪茂治积块疮硬者，乃坚者削之也。

〔志曰〕俗传昔人患癥癖死，遗言令开腹取之。得病块，干硬如石，文理有五色。以为异物，削成刀柄。后因以刀刈三棱，柄消成水，乃知此药可疗癥癖也。

〔时珍曰〕三棱能破气散结，故能治诸病，其功可近于香附而力

峻，故难久服。按戴原礼《证治要诀》云：有人病癥癖腹胀，用三棱、莪茂，以酒煨煎服之，下一黑物如鱼而愈也。

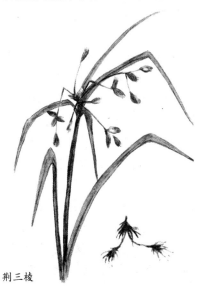

荆三棱

附方

癥瘕鼓胀。三棱煎：用三棱根（切）一石，水五石，煮三石，去滓更煎，取三斗汁入锅中，重汤煎如稠糖，密器收之。每旦酒服一匕，日二服。（《千金翼方》）

疝癖气块。草三棱、荆三棱、石三棱、青橘皮、陈橘皮、木香各半两，肉豆蔻、槟榔各一两，硇砂二钱，为末。糊丸梧子大，每姜汤服三十丸。（《奇效方》）

疝癖不瘥（胁下硬如石）。京三棱一两（炮），川大黄一两，为末，醋熬成膏。每日空心生姜橘皮汤下一匙，以利下为度。（《圣惠方》）

痞气胸满（口干，肌瘦食减，或时壮热）。石三棱、京三棱、鸡爪三棱（并炮），蓬莪茂三枚，槟榔一枚，青橘皮五十片（醋浸去白），陈仓米一合（醋浸淘过），巴豆五十个（去皮），同

青皮、仓米炒干，去豆。为末，糊丸绿豆大。每米饮下三丸，日一服。(《圣济总录》)

反胃恶心，药食不下。京三棱(炮)一两半，丁香三分，为末。每服一钱，沸汤点服。(《圣济总录》)

浑身燎泡。如棠梨状，每个出水，有石一片，如指甲大，其泡复生，抽尽肌肤肉，即不可治。用荆三棱、蓬莪茂各五两，为末。分三服，酒调连进愈。(危氏《得效方》)

木 贼

宋《嘉祐》

释名 〔时珍曰〕此草有节，面糙涩。治木骨者，用之磋擦则光净，犹云木之贼也。

集解 〔禹锡曰〕木贼出秦、陇、华、成诸郡近水地。苗长尺许，丛生。每根一干，无花叶，寸寸有节，色青，凌冬不凋。四月采之。

〔颂曰〕所在近水地有之，采无时，今用甚多。

〔时珍曰〕丛丛直上，长者二三尺，状似兔丝苗及粽心草，而中空有节，又似麻黄茎而稍粗，无枝叶。

茎

【气味】甘，微苦，无毒。

【主治】目疾，退翳膜，消积块，益肝胆，疗肠风，止痢，及妇人月水不断，崩中赤白。(《嘉祐》)

解肌，止泪止血，去风湿，疝痛，大肠脱肛。(时珍)

【发明】〔禹锡曰〕木贼得牛角腮、麝香，治休息久痢。得禹余粮、当归、芎䓖，治崩中赤白。得槐蛾、桑耳，治肠风下血。得槐子、枳实，治痔疾出血。

〔震亨曰〕木贼去节烘过，发汗至易，《本草》不曾言及。

〔时珍曰〕木贼气温，味微甘苦，中空而轻，阳中之阴，升也，浮也。与麻黄同形同性，故亦能发汗解肌，升散火郁风湿，治眼目诸血疾也。

附方

急喉痹塞。木贼以牛粪火烧存性，每冷水服一钱，血出即安

本草纲目

二三六

也。(《圣惠方》)

舌硬出血。木贼煎水漱之，即止。(《圣惠方》)

血痢不止。木贼五钱，水煎温服，一日一服。(《圣惠方》)

肠痔下血（多年不止）。用木贼、枳壳各二两，干姜一两，大黄二钱半，并于铫内炒黑存性，为末。每粟米饮服二钱，甚效也。(苏颂《图经本草》)

大肠脱肛。木贼烧存性，为末掺之，按入即止。一加龙骨。(《三因方》)

妇人血崩。血气痛不可忍，远年近日不瘥者，雷氏木贼散主之。木贼一两，香附子一两，朴硝半两，为末。每服三钱，色黑者，酒一盏煎；红赤者，水一盏煎，和滓服，日二服。脐下痛者，加乳香、没药、当归各一

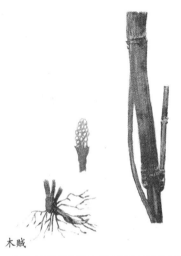

木贼

钱，同煎。忌生冷硬物猪鱼油腻酒面。(《医垒元戎》)

胎动不安。木贼去节、川芎等分，为末。每服三钱，水一盏，入金银一钱，煎服。(《圣济总录》)

目昏多泪。木贼（去节）、苍术（泔浸）各一两，为末。每服二钱，茶调下。或蜜丸亦可。

高 良 姜

《别录》中品

释名 蛮姜。子名红豆蔻。〔时珍曰〕陶隐居言此姜始出高良郡，故得此名。

集解 〔时珍曰〕按范成大《桂海志》云：红豆蔻花丛生，叶瘦如碧芦，春末始发。初开花抽一干，有大箨包之。箨坼花见。一穗数十蕊，淡红鲜妍，如桃杏花色。蕊重则下垂如葡萄，又如火齐璎珞及剪彩鸾枝之状。每蕊有心两瓣，人比之连理也。其

子亦似草豆蔻。

【修治】〔时珍曰〕高良姜、红豆蔻，并宜炒过入药。亦有以姜同吴茱萸、东壁土炒过入药用者。

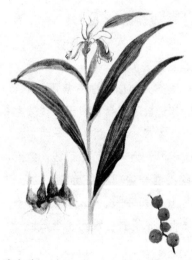

根

【气味】辛，大温，无毒。

【主治】暴冷，胃中冷逆，霍乱腹痛。（《别录》）

下气益声，好颜色。煮饮服之，止痢。（藏器）

治风破气，腹内久冷气痛，去风冷痹弱。（甄权）

转筋泻痢，反胃呕食，解酒毒，消宿食。（《大明》）

含块咽津，治忽然恶心，呕清水，逡巡即瘥。若口臭者，同草豆蔻为末，煎饮。（苏颂）

健脾胃，宽噎膈，破冷癖，除瘴疟。（时珍）

【发明】〔杨士瀛曰〕噫逆胃寒者，高良姜为要药，人参、茯苓佐之，为其温胃，解散胃中风邪也。

〔时珍曰〕《十全方》言：心脾冷痛，用高良姜，细剉微炒为末，米饮服一钱，立止。太祖高皇帝御制周颠仙碑文，亦载其有验云。又秽迹佛有治心口痛方云：凡男女心口一点痛者，乃胃脘有滞或有虫也。多因怒及受寒而起，遂致终身。俗言心气痛者，非也。用高良姜以酒洗七次焙研，香附子以醋洗七次焙研，各记收之。病因寒得，用姜末二钱，附末一钱；因怒得，用附末二钱，姜末一钱；寒怒兼有，各一钱半，以米饮加入生姜汁一匙，盐一捻，服之立止。韩飞霞《医通》书亦称其功云。

高良姜

附方

脚气欲吐。凡患脚气人，每旦饱食，午后少食，日晚不食。若饥，可食豉粥。若觉不消，欲致霍乱者，即以高良姜一两，水三升，煮一升，顿服尽，即消。

若卒无者，以母姜一两代之，清酒煎服。虽不及高良姜，亦甚效也。

养脾温胃。去冷消痰，宽胸下气，大治心脾疼及一切冷物所伤。用高良姜、干姜等分，炮研末，面糊丸梧子大，每食后橘皮汤下十五丸。妊妇勿服。（《和剂局方》）

大蓟、小蓟

▌释名 虎蓟（大蓟）、猫蓟（小蓟）、马蓟、刺蓟、山牛蒡、鸡顶草、千针草、野红花。

▌集解 〔恭曰〕大、小蓟叶虽相似，功力有殊。大蓟生山谷，根疗痈肿；小蓟生平泽，不能消肿，而俱能破血。

〔颂曰〕小蓟处处有之，俗名青刺蓟。二月生苗，二三寸时，并根作菜，茹食甚美。四月高尺余，多刺，心中出花，头如红蓝花而青紫色，北人呼为千针草。四月采苗，九月采根，并阴干用。大蓟苗根与此相似，但肥大尔。

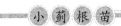

大 蓟 根 叶

【气味】甘，温，无毒。

【主治】女子赤白沃，安胎，止吐血鼻衄，令人肥健。（《别录》）

捣根绞汁服半升，主崩中血下立瘥。（甄权）

叶：治肠痈，腹脏瘀血，作运扑损，生研，酒并小便任服。又恶疮疥癣，同盐研罯之。（《大明》）

小 蓟 根 苗

【气味】甘，温，无毒。

【主治】破宿血，生新血，暴下血，血痢，金疮出血，呕血等，绞取汁温服。作煎和糖，合金疮，及蜘蛛蛇蝎毒，服之亦佳。（藏器）

治热毒风，并胸膈烦闷，开胃下食，退热，补虚损。苗：去烦热，生研汁服。（《大明》）

【发明】〔《大明》曰〕小蓟力微，只可退热，不似大蓟能健养下气也。

〔恭曰〕大小蓟皆能破血。但大蓟兼疗痈肿，而小蓟专主血，不能消肿也。

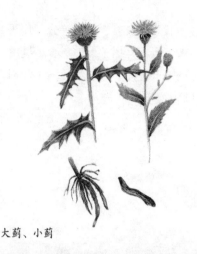

大蓟、小蓟

叶及根，捣绞取汁，每顿服二小盏。(《圣惠方》)

卒泻鲜血。小蓟叶捣汁，温服一升。(《梅师方》)

堕胎下血。小蓟根叶、益母草五两，水三大碗，煮汁一碗，再煎至一盏，分二服，一日服尽。(《圣济总录》)

小便热淋。马蓟根捣汁服。(《圣惠方》)

鼻塞不通。小蓟一把，水二升，煮取一升，分服。(《外台秘要》)

附方

心热吐血（口干）。用刺蓟

益 智 子

宋《开宝》

■释名 〔时珍曰〕脾主智，此物能益脾胃故也，与龙眼名益智义同。

■集解 〔时珍曰〕按嵇含《南方草木状》云：益智，二月花，连着实，五、六月熟。其子如笔头而两头尖，长七八分，杂五味中，饮酒芬芳，亦可盐曝及作粽食。

 仁

【气味】辛，温，无毒。

【主治】遗精虚漏，小便余沥，益气安神，补不足，安三焦，调诸气。夜多小便者，取二十四枚碎，入盐同煎服，有奇验。(志)

冷气腹痛，及心气不足，梦泄赤浊，热伤心系，吐血血崩诸证。(时珍)

【发明】〔时珍曰〕益智大辛，行阳退阴之药也，三焦、命门气弱者宜之。按杨士瀛《直指方》云：心者脾之母，进食不止于和脾，火能生土，当使心药入脾胃药中，庶几相得。故古人进食药中，多用益智，土中益火也。

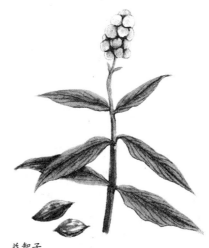

益智子

附方

心虚尿滑（及赤白二浊）。益智子仁、白茯苓、白术等分，为末，每服三钱，白汤调下。（《永类钤方》）

妇人崩中。益智子炒碾细，米饮入盐，服一钱。（《产宝》）

豆 蔻

《别录》上品

释名　草豆蔻、漏蔻、草果。〔时珍曰〕按杨雄《方言》云：凡物盛多曰蔻。豆蔻之名，或取此义。豆，象形也。

集解〔时珍曰〕草豆蔻、草果虽是一物，然微有不同。今建宁所产豆蔻，大如龙眼而形微长，其皮黄白薄而棱峭，其仁大如缩砂仁而辛香气和。滇广所产草果，长大如诃子，其皮厚而棱密，其子粗而辛臭，正如斑蝥之气。彼人皆用荳茶及作食料，恒用之物。广人取生草蔻入梅汁，盐渍令红，曝干荐酒，名红盐草果。其初结小者，名鹦哥舌。元朝饮膳，皆以草果为上供。南人复用一种火杨梅伪充草豆蔻，其形圆而粗，气味辛猛而不和，人亦多用之，或云即山姜实也。不可不辨。

仁

【气味】辛，温，涩，无毒。

【主治】温中，心腹痛，呕吐，去口臭气。（《别录》）

调中补胃，健脾消食，去客寒，心与胃痛。（李杲）

治瘴疠寒疟，伤暑吐下泄痢，噎膈反胃，痞满吐酸，痰饮积聚，妇人恶阻带下，除寒燥湿，开郁破气，杀鱼肉毒。制丹砂。（时珍）

【发明】〔弘景曰〕豆蔻辛烈甚香，可常食之。其五和糁中物，皆宜人。豆蔻、廉姜、枸橼、甘蔗、麂目是也。

〔震亨曰〕草豆蔻性温，能散滞气，消膈上痰。若明知身受寒邪，口食寒物，胃脘作疼，方可温散，用之如鼓应桴。或湿痰郁结成病者，亦效。若热郁者不可用，恐积温成热也。必用栀子之剂。

〔时珍曰〕豆蔻治病，取其辛热浮散，能入太阴阳明，除寒燥湿，开郁化食之力而已。南地卑下，山岚烟瘴，饮啖酸咸，脾胃常多寒湿郁滞之病。故食料必用，与之相宜。然过多亦能助脾热伤肺损目。或云：与知母同用，治瘴疟寒热，取其一阴一阳无偏胜之害。盖草果治太阴独胜之寒，知母治阳明独胜之火也。

【气味】辛，热，无毒。

【主治】下气，止呕逆，除霍乱，调中补胃气，消酒毒。(《大明》)

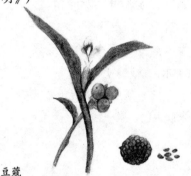

豆蔻

附方

心腹胀满（短气）。用草豆蔻一两，去皮为末。以木瓜生姜汤，调服半钱。(《千金方》)

脾痛胀满。草果仁二个，酒煎服之。(《直指方》)

补骨脂

宋《开宝》

释名 破故纸、婆固脂、胡韭子。〔时珍曰〕补骨脂言其功也。胡人呼为婆固脂，而俗讹为破故纸也。

集解 〔《大明》曰〕徐表《南州记》云：是胡韭子也。南番者色赤，广南者色绿，入药微炒用。

【气味】辛，大温，无毒。

【主治】五劳七伤，风虚冷，骨髓伤败，肾冷精流，及妇人血气堕胎。（《开宝》）

男子腰疼，膝冷囊湿，逐诸冷痹顽，止小便，腹中冷。（甄权）

兴阳事，明耳目。（《大明》）

治肾泄，通命门，暖丹田，敛精神。（时珍）

【发明】〔颂曰〕破故纸今人多以胡桃合服，此法出于唐郑相国。自叙云：予为南海节度，年七十有五。越地卑湿，伤于内外，众疾俱作，阳气衰绝，服乳石补药，百端不应。元和七年，有诃陵国舶主李摩诃，知予病状，遂传此方并药。予初疑而未服，摩诃稽首固请，遂服之。经七八日而觉应验，自尔常服，其功神效。十年二月，罢郡归京，录方传之。用破故纸十两，净择去皮，洗过曝，捣筛令细。胡桃瓤二十两，汤浸去皮，细研如泥。即入前末，更以好蜜和，令如饴糖，瓷器盛之。旦日以暖酒二合，调药一匙服之，便以饭压。如不饮酒人，以暖热水调之，弥久则延年益气，悦心明目，补添筋骨。但禁芸薹、羊血，余无所忌。此物本自外番随海舶而来，非中华所有。番人呼为补骨脂，语讹为破故纸也。王绍颜《续传信方》，载其事颇详，故录之。

〔时珍曰〕此方亦可作丸，温酒服之。按白飞霞《方外奇方》云：破故纸属火，收敛神明，能使心包之火与命门之火相通。故元阳坚固，骨髓充实，涩以治脱也。胡桃属木，润燥养血。血属阴，恶燥。故油以润之。佐破故纸，有木火相生之妙。故语云：破故纸无胡桃，犹水母之无虾也。

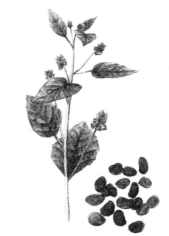

补骨脂

附方

牙痛日久。肾虚也。补骨脂二两，青盐半两，炒研擦之。（《御药院方》）

姜　黄

《唐本草》

释名　蒁（音述）、宝鼎香。

集解　〔恭曰〕姜黄根叶都似郁金。其作之方法，与郁金同。西戎人谓之蒁。其味辛少苦多，亦与郁金同，唯花生异耳。

根

【气味】辛、苦，大寒，无毒。

【主治】心腹结积疰忤，下气破血，除风热，消痈肿，功力烈于郁金。（《唐本》）

治癥瘕血块，通月经，治扑损瘀血，止暴风痛冷气，下食。（《大明》）

【发明】〔时珍曰〕姜黄、郁金、蒁药三物，形状功用皆相近。但郁金入心治血；而姜黄兼入脾，兼治气；蒁药则入肝，兼治气中之血，为不同尔。古方五痹汤用片子姜黄，治风寒湿气手臂痛。戴原礼

《要诀》云：片子姜黄能入手臂治痛。其兼理血中之气可知。

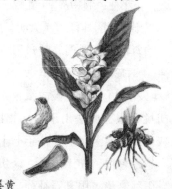

姜黄

附方

心痛难忍。姜黄一两，桂三两，为末。醋汤服一钱。（《经验方》）

疮癣初生。姜黄末掺之，妙。（《千金翼》）

郁　金

《唐本草》

释名　马蒁。〔时珍曰〕此根形状皆似莪蒁，而医马病，故名马蒁。

集解　〔恭曰〕郁金生蜀地及西戎。苗似姜黄，花白质红，末秋出茎心而无实。其根

黄赤，取四畔子根去皮火干，马药用之，破血而补，胡人谓之马莲。岭南者有实似小豆蔻，不堪啖。

〔时珍曰〕郁金有二：郁金香是用花，见本条；此是用根者。其苗如姜，其根大小如指头，长者寸许，体圆有横纹如蝉腹状，外黄内赤。人以浸水染色，亦微有香气。

根

【气味】辛、苦，寒，无毒。

【主治】血积下气，生肌止血，破恶血，血淋尿血，金疮。（《唐本》）

单用，治女人宿血气心痛，冷气结聚，温醋摩服之。亦治马胀。（甄权）

凉心。（元素）

治阳毒入胃，下血频痛。（李杲）

治血气心腹痛，产后败血冲心欲死，失心颠狂蛊毒。（时珍）

【发明】〔震亨曰〕郁金属火、属土与水，其性轻扬上行，治吐血衄血，唾血血腥，及经脉逆行，并

宜郁金末加韭汁、姜汁、童尿同服，其血自清。痰中带血者，加竹沥。又鼻血上行者，郁金、韭汁加四物汤服之。

〔时珍曰〕郁金入心及包络，治血病。《经验方》治失心癫狂，用真郁金七两，明矾三两，为末，薄糊丸梧子大。每服五十丸，白汤下。

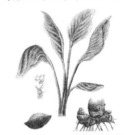

郁金

附方

自汗不止。郁金末，卧时调涂于乳上。（《集简方》）

尿血不定。郁金末一两，葱白一握，水一盏，煎至三合，温服，日三服。（《经验方》）

痔疮肿痛。郁金末，水调涂之，即消。（《医方摘要》）

藿香

宋《嘉祐》

释名 兜娄婆香。〔时珍曰〕豆叶曰藿，其叶似之，故名。

集解 〔禹锡曰〕按《南州异物志》云：藿香出海边国。形如都梁，叶似水苏，可着

衣服中。嵇含《南方草木状》云：出交趾、九真、武平、兴古诸国，吏民自种之。榛生，五六月采，日干乃芬香。

〔颂曰〕藿者岭南多有之。人家亦多种。二月生苗，茎梗甚密，作丛，叶似桑而小薄，六月、七月采之。须黄色乃可收。金楼子及俞益期笺皆云：扶南国人言：五香共是一木。其根是旃檀，节是沈香，花是鸡舌，叶是藿香，胶是熏陆。故《本草》以五香共条，义亦出此。今南中藿香乃是草类，与嵇含所说正相符合。

〔时珍曰〕藿香方茎有节中虚，叶微似茄叶。洁古、东垣唯用其叶，不用枝梗。今人并枝梗用之，因叶多伪故耳。《唐史》云：顿逊国出藿香，插枝便生，叶如都梁者，是也。刘欣期《交州记》言藿香似苏合香者，谓其气相似，非谓形状也。

枝 叶

【气味】辛，微温，无毒。

【主治】风水毒肿，去恶气。止霍乱心腹痛。（《别录》）

助胃气，开胃口，进饮食。（元素）

温中快气，肺虚有寒，上焦壅热，饮酒口臭，煎汤漱之。（好古）

【发明】〔杲曰〕芳香之气助脾胃，故藿香能止呕逆，进饮食。

〔好古曰〕手、足太阴之药。故入顺气乌药散，则补肺；入黄芪四君子汤，则补脾也。

升降诸气。藿香一两，香附（炒）五两，为末，每以白汤点服一钱。（《经效济世方》）

霍乱吐泻（垂死者，服之回生）。用藿香叶、陈皮各半两，水二盏，煎一盏，温服。（《百一选方》）

冷露疮烂。藿香叶、细茶等分，烧灰，油调涂叶上贴之。（《应验方》）

暑月吐泻。滑石（炒）二两，藿香二钱半，丁香五分，为末。每服一二钱，淅米泔调服。（禹讲师《经验方》）

胎气不安（气不升降，呕吐酸水）。香附、藿香、甘草三钱，为末。每服二钱，入盐少许，沸汤调服之。（《普济》）

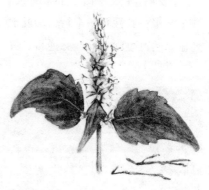

藿香

莎草、香附子

《别录》中品

释名 雀头香、草附子。〔时珍曰〕《别录》止云莎草，不言用苗用根。后世皆用其根，名香附子，而不知莎草之名也。

集解 〔时珍曰〕莎叶如老韭叶而硬，光泽有剑脊棱。五、六月中抽一茎，三棱中空，茎端复出数叶。开青花成穗如黍，中有细子。其根有须，须下结子一二枚，转相延生，子上有细黑毛，大者如羊枣而两头尖。采得燎去毛，曝干货之。

根

【气味】甘，微寒，无毒。

【主治】除胸中热，充皮毛，久服利人，益气，长须眉。（《别录》）

治心腹中客热，膀胱间连胁下气妨，常日忧愁不乐，兼心忪者。（苏颂）

散时气寒疫，利三焦，解六郁，消饮食积聚，痰饮痞满，胕肿腹胀，脚气，止心腹肢体头目齿耳诸痛，痈疽疮疡，吐血下血尿血，妇人崩漏带下，月候不调，胎前产后百病。（时珍）

苗及花

【主治】丈夫心肺中虚风及客热，膀胱连胁下时有气妨，皮肤瘙痒瘾疹，饮食不多，日渐瘦损，常有忧愁心忪少气等证。（《天宝单方图》）

煎饮散气郁，利胸膈，降痰热。（时珍）

【发明】〔时珍曰〕香附之气平而不寒，香而能窜，其味多辛能散，微苦能降，微甘能和。乃足厥阴肝、手少阳三焦气分主药，而兼通十二经气分。生则上行胸膈，外达皮肤；熟则下走肝肾，外彻腰

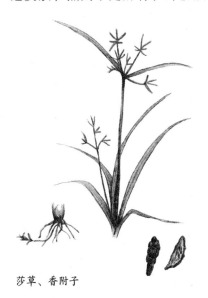

莎草、香附子

足。炒黑则止血，得童溲浸炒则入血分而补虚，盐水浸炒则入血分而润燥，青盐炒则补肾气，酒浸炒则行经络，醋浸炒则消积聚，姜汁炒则化痰饮。得参、术则补气，得归、芎则补血，得木香则疏滞和中，得檀香则理气醒脾，得沉香则升降诸气，得芎䓖、苍术则总解诸郁，得栀子、黄连则能降火热，得茯神则交济心肾，得茴香、破故纸则引气归元，得厚朴、半夏则决壅消胀，得紫苏、葱白则解散邪气，得三棱、莪术则消磨积块，得艾叶则治血气暖子宫，乃气病之总司，女科之主帅也。

附方

一品丸。治气热上攻，头目昏眩，及治偏正头痛。大香附子去皮，水煮一时，捣晒焙研为末，炼蜜丸弹子大。每服一丸，水一盏，煎八分服。女人，醋汤煎之。（《奇效良方》）

兰 草

《本经》上品

释名 水香、香水兰、女兰、香草、燕尾香、大泽兰、兰泽草、煎泽草、省头草、都梁香、孩儿菊、千金草。〔志曰〕叶似马兰，故名兰草。其叶有岐，俗呼燕尾香。时人煮水以浴，疗风，故又名香水兰。〔藏器曰〕兰草生泽畔，妇人和油泽头，故云兰泽。

集解 〔《别录》曰〕兰草生太吴池泽，四月、五月采。

〔弘景曰〕方药俗人并不识用。太吴应是吴国太伯所居，故呼太吴。今东间有煎泽草，名兰香，或是此也。李当之云：是今人所种都梁香草也。泽兰亦名都梁香。

〔恭曰〕兰即兰泽香草也。圆茎紫萼，八月花白。俗名兰香，煮以洗浴。生溪涧水旁，人间亦多种之，以饰庭池。陶所引煎泽草，都梁香者是也，而不能的识。

〔时珍曰〕兰草、泽兰一类二种也。俱生水旁下湿处。二月宿根生苗成丛，紫茎素枝，赤节绿叶，叶对节生，有细齿。但以茎圆节长而叶光有岐者，为兰草；茎微方，节短而叶有毛者，为泽兰。嫩时并可挼而佩之，八九月后渐老，高者三四尺，开花成穗，如鸡苏花，红白色，中有细子。

叶

【气味】辛，平，无毒。

【主治】利水道，杀蛊毒，辟不祥。久服益气轻身不老，通神明。

（《本经》）

除胸中痰癖。（《别录》）

其气清香，生津止渴，润肌肉，治消渴胆瘅。（李杲）

煮水，浴风病。（马志）

消痈肿，调月经。煎水，解中牛马毒。（时珍）

主恶气，香泽可作膏涂发。（藏器）

【发明】〔时珍曰〕按《素问》云：五味入口，藏于脾胃，以行其精气。津液在脾，令人口甘，此肥美所发也。其气上溢，转为消渴。治之以兰，除陈气也。王冰注云：辛能发散故也。李东垣治消渴生津饮，用兰叶，盖本于此，详见泽兰下。又此草浸油涂发，去风垢，令香润。《史记》所谓罗襦襟解，微闻香泽者是也。崔寔《四时月令》作

香泽法：用清油浸兰香、藿香、鸡舌香、苜蓿叶四种，以新绵裹，浸胡麻油，和猪脂纳铜铛中，沸定，下少许青蒿，以绵幂瓶，铛嘴泻出，瓶收用之。

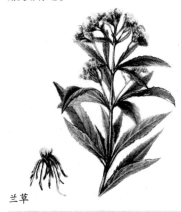

兰草

薰草、零陵香

《别录》中品

释名 蕙草、香草。〔时珍曰〕古者烧香草以降神，故曰薰，曰蕙。薰者薰也，蕙者和也。

集解 〔时珍曰〕今唯吴人栽造，货之亦广。

薰草

【气味】甘，平，无毒。

【主治】明目止泪，疗泄精，去臭恶气，伤寒头痛，上气腰痛。（《别录》）

单用，治鼻中息肉，鼻齆。

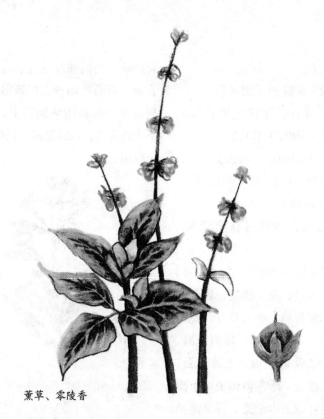

薰草、零陵香

（甄权）

零陵香：主恶气疰心腹痛满，下气，令体香，和诸香作汤丸用，得酒良。（《开宝》）

治血腹胀，茎叶煎酒服。（《大明》）

妇人浸油饰头，香无以加。（宗奭）

【发明】〔时珍曰〕薰草芳馨，其气辛散上达，故心腹恶气齿痛鼻塞皆用之。脾胃喜芳香，芳香可以养鼻是也。多服作喘，为能耗散真气也。

附方

牙齿疼痛。零陵香梗叶煎水，含漱之。（《普济方》）

妇人断产。零陵香为末，酒服二钱。每服至一两，即一年绝孕。盖血闻香即散也。（《医林集要》）

梦遗失精。薰草汤：用薰草、人参、白术、白芍药、生地黄各二两，茯神、桂心、甘草（炙）各二两，大枣十二枚，水八升，煮三升，分二服。（《外台秘要》）

薄 荷

《唐本草》

释名 蕃荷菜、南薄荷、金钱薄荷。

集解 〔时珍曰〕薄荷，人多栽莳。二月宿根生苗，清明前后分之。方茎赤色，其叶对生，初时形长而头圆，及长则尖。

茎 叶

【气味】辛，温，无毒。

【主治】作菜久食，却肾气，辟邪毒，除劳气，令人口气香洁。煎汤洗漆疮。（思邈）

通利关节，发毒汗，去愤气，破血止痢。（甄权）

疗阴阳毒，伤寒头痛，四季宜食。（士良）

治中风失音吐痰。（《日华》）

主伤风头脑风，通关格，及小儿风痫，为要药。（苏颂）

杵汁服，去心脏风热。（孟诜）

清头目，除风热。（李杲）

利咽喉口齿诸病，治瘰疬疮疥，风瘙瘾疹。捣汁含漱，去舌苔语涩。按叶塞鼻，止衄血。涂蜂螫蛇伤。（时珍）

【发明】〔元素曰〕薄荷辛凉，气味俱薄，浮而升，阳也。故能去高巅及皮肤风热。

〔士良曰〕薄荷能引诸药入营卫，故能发散风寒。

〔宗奭曰〕小儿惊狂壮热，须此引药。又治骨蒸热劳，用其汁与众药熬为膏。猫食薄荷则醉，物相感尔。

〔好古曰〕薄荷，手、足厥阴气分药也。能搜肝气，又主肺盛有余肩背痛，及风寒汗出。

〔时珍曰〕薄荷入手太阴、足厥阴，辛能发散，凉能清利，专于消风散热，故头痛头风眼目咽喉口齿诸病，小儿惊热及瘰疬疮疥，为要药。戴原礼氏治猫咬，取其汁涂

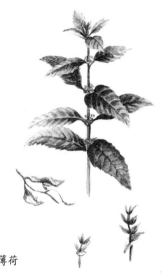

薄荷

之有效，盖取其相制也。

〔陆农师曰〕薄荷，猫之酒也。犬，虎之酒也。桑葚，鸠之酒也。茵草，鱼之酒也。昝殷《食医心镜》云：薄荷煎豉汤暖酒和饮，煎茶生食，并宜。盖菜之有益者也。

附方

清上化痰（利咽膈，治风热）。以薄荷末，炼蜜丸芡子大，每噙一丸。白砂糖和之亦可。（《简便单方》）

风气瘙痒。用大薄荷、蝉蜕

等分，为末。每温酒调服一钱。（《永类钤方》）

瘰疬结核（或破未破）。以新薄荷二斤（取汁），皂荚一挺（水浸去皮，捣取汁）。同于银石器内熬膏，入连翘末半两，连白青皮、陈皮、黑牵牛（半生半炒）各一两，皂荚仁一两半，同捣和，丸梧子大。每服三十丸，煎连翘汤下。（《济生方》）

衄血不止。薄荷汁滴之。或以干者水煮，绵裹塞鼻。（许学士《本事方》）

苦芺

《别录》下品

集解〔《别录》曰〕苦芺处处有之，伧人取茎生食之。

〔保昇曰〕所在下湿地有之，茎圆无刺，可生啖，子若猫蓟。五月五日采苗，曝干。

〔恭曰〕今人以为漏卢，非也。

〔时珍曰〕《尔雅》：钩，芺。即此苦芺也。芺大如拇指，中空，茎头有苞似蓟，初生可食。许慎《说文》言江南人食之下气。今浙东人清明节采其嫩苗食之，云一年不生疮疥。亦捣汁和米为食，其色清，久留不败。《造化指南》云：苦板大者名苦蘵，叶如地黄，味苦，初生有白毛，入夏抽茎有毛，开白花甚繁，结

细实。其无花实者，名地胆草，汁苦如胆也。处处湿地有之。入炉火家用。

苗

【气味】苦，微寒，无毒。

【主治】面目通身漆疮。烧灰敷之，亦可生食。（《别录》）

烧灰疗金疮，甚验。（弘景）

治丹毒。（《大明》）

煎汤洗痔，甚验。（汪颖）

下气解热。（时珍）

香薷

释名 香菜、香茸、香菜。〔时珍曰〕薷，本作柔。《玉篇》云，菜菜苏之类，是也。其气香，其叶柔，故以名之。

集解 〔时珍曰〕香薷有野生，有家莳。中州人三月种之，呼为香菜，以充蔬品。

【气味】辛，微温，无毒。

【主治】去热风。卒转筋者，煮汁顿服半升，即止。为末水服，止鼻衄。（孟诜）

下气，除烦热，疗呕逆冷气。（《大明》）

主脚气寒热。（时珍）

【发明】〔时珍曰〕世医治暑病，以香薷饮为首药。然暑有乘凉饮冷，致阳气为阴邪所遏，遂病头痛，发热恶寒，烦躁口渴，或吐或泻，或霍乱者。宜用此药，以发越阳气，散水和脾。若饮食不节，劳役作丧之人，伤暑大热大渴，汗泄如雨，烦躁喘促，或泻或吐者，乃劳倦内伤之证，必用东垣清暑益气汤、人参白虎汤之类，以泻火益元可也。若用香薷之药，是重虚其表，而又济之以热矣。盖香薷乃夏月解表之药，如冬月之用麻黄，气虚者尤不可多服。

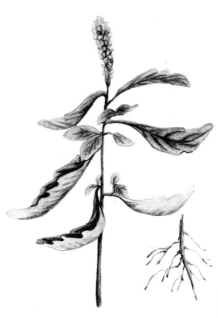

香薷

附方

小儿发迟。陈香薷二两，水一盏，煎汁三分，入猪脂半两，和匀，日日涂之。（《永类钤方》）

泽兰

《本经》中品

释名 〔时珍曰〕此草亦可为香泽，不独指其生泽旁也。齐安人呼为风药，吴普《本草》一名水香，陶氏云亦名都梁，今俗通呼为孩儿菊，则其与兰草为一物二种，尤可证矣。其根可食，故曰地笋。

集解 〔敩曰〕凡使须别雌雄。大泽兰茎叶皆圆，根青黄，能生血调气；与荣合小泽兰迥别，叶上斑，根头尖，能破血，通久积。

叶

【气味】苦，微温，无毒。

【主治】产后腹痛，频产血气衰冷，成劳瘦羸，妇人血沥腰痛。（甄权）

产前产后百病，通九窍，利关节，养血气，破宿血，消癥痕，通小肠，长肌肉，消扑损瘀血，治鼻

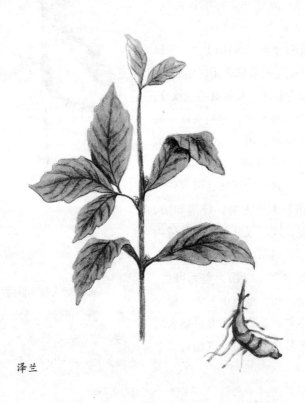

泽兰

血吐血，头风目痛，妇人劳瘦，丈夫面黄。(《大明》)

【发明】〔颂曰〕泽兰，妇人方中最为急用。古人治妇人泽兰丸甚多。

〔时珍曰〕兰草、泽兰气香而温，味辛而散，阴中之阳，足太阴、厥阴经药也。脾喜芳香，肝宜辛散。脾气舒，则三焦通利而正气和；肝郁散，则营卫流行而病邪解。兰草走气道，故能利水道，除痰癖，杀蛊辟恶，而为消渴良药；泽兰走血分，故能治水肿，涂痈毒，破瘀血，消癥瘕，而为妇人要药。虽是一类而功用稍殊，正如赤、白茯苓，芍药，补泻皆不同也。雷敩言，雌者调气生血，雄者破血通积，正合二兰主治。大泽兰之为兰草，尤可凭据。血生于气，故曰调气生血也。

又荀子云，泽芷以鼻，谓泽兰、白芷之气，芳香通乎肺也。

地笋

【气味】甘、辛，温，无毒。

【主治】利九窍，通血脉，排脓治血。(藏器)

止鼻洪吐血，产后心腹痛。产妇可作蔬菜食，佳。(《大明》)

子

【主治】妇人三十六疾。《千金方》承泽丸中用之。

附方

产后水肿（血虚浮肿）。泽兰、防己等分，为末。每服二钱，醋汤下。(张文仲《备急方》)

假 苏

《本经》中品

▌释名 姜芥、荆芥。〔时珍曰〕按《吴普本草》云：假苏一名荆芥，叶似落藜而细，蜀中生噉之。

▌集解 〔时珍曰〕荆芥原是野生，今为世用，遂多栽莳。二月布子生苗，炒食辛香。

茎 穗

【气味】辛，温，无毒。

【主治】主血劳，风气壅满，背脊疼痛，虚汗，理丈夫脚气，筋骨烦疼，及阴阳毒伤寒头痛，头旋目眩，手足筋急。（士良）

产后中风身强直，研末酒服。（孟诜）

【发明】〔时珍曰〕荆芥入足厥阴经气分，其功长于祛风邪，散瘀血，破结气，消疮毒。盖厥阴乃风木也，主血，而相火寄之，故风病血病疮病为要药。

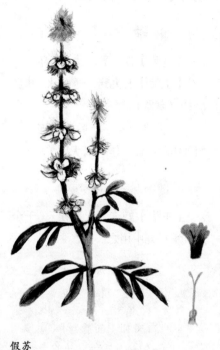

假苏

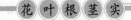

附方

痔漏肿痛。荆芥煮汤，日日洗之。（《简易方》）

一切疮疥。荆芥末，以地黄自然汁熬膏，和丸梧子大。每服三五十丸，茶酒任下。（《普济方》）

菊

《本经》上品

|释名| 节华、日精、金蕊。〔时珍曰〕按陆佃《埤雅》云：菊本作蘜，从鞠。鞠，穷也。《月令》：九月，菊有黄华。华事至此而穷尽，故谓之蘜。

|集解| 〔时珍曰〕菊之品凡百种，宿根自生，茎叶花色，品品不同。宋人刘蒙泉、范致能、史正志皆有《菊谱》，亦不能尽收也。

花 叶 根 茎 实

【气味】苦，平，无毒。

【主治】诸风头眩肿痛，目

欲脱，泪出，皮肤死肌，恶风湿痹。久服利血气，轻身耐老延年。（《本经》）

疗腰痛去来陶陶，除胸中烦热，安肠胃，利五脉，调四肢。（《别录》）

治头目风热，风旋倒地，脑骨疼痛，身上一切游风令消散，利血脉，并无所忌。（甄权）

作枕明目，叶亦明目，生熟并可食。（《大明》）

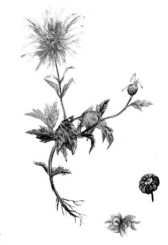

菊

艾

《别录》中品

释名 冰台、医草。〔时珍曰〕陆佃《埤雅》云：《博物志》言削冰令圆，举而向日，以艾承其影则得火。则艾名冰台，其以此乎？医家用灸百病，故曰灸草。一灼谓之一壮，以壮人为法也。

集解 〔时珍曰〕艾叶，《本草》不著土产，但云生田野。宋时以汤阴复道者为佳，四明者图形。近代唯汤阴者谓之北艾，四明者谓之海艾。自成化以来，则以蕲州者为胜，用充方物，天下重之，谓之蕲艾。

【气味】 苦，微温，无毒。

【主治】 灸百病。可作煎，止吐血下痢，下部䘌疮，妇人漏血，利阴气，生肌肉，辟风寒，使人有子。作煎勿令见风。（《别录》）

主衄血下血，脓血痢，水煮及丸散任用。（苏恭）

治带脉为病，腹胀满，腰溶溶如坐水中。（好古）

温中逐冷除湿。（时珍）

【发明】 〔颂曰〕近世有单服艾者，或用蒸木瓜和丸，或作汤空腹饮，甚补虚赢；然亦有毒发则热气冲上，狂躁不能禁，至攻眼有疮出血者，诚不可妄服也。

〔震亨曰〕妇人无子，多由血少不能摄精。俗医谓子宫虚冷，投以辛热，或服艾叶。不知艾性至热，入火灸则气下行，入药服则气上行。《本草》止言其温，不言其热。世人喜温，率多服之，久久毒发，何尝归咎于艾哉！予考苏颂《图经》而因默有感焉。

〔时珍曰〕艾叶生则微苦太辛，熟则微辛太苦，生温熟热，纯阳也。可以取太阳真火，可以回垂绝元阳。服之则走三阴，而逐一切寒湿，转肃杀之气为融和。灸之则透诸经，而治百种病邪，起沉疴之人为康泰，其功亦大矣。

实

【气味】苦、辛，暖，无毒。

【主治】明目，疗一切鬼气。（甄权）

壮阳，助水脏腰膝，及暖子宫。（《大明》）

【发明】〔诜曰〕艾子和干姜等分，为末，蜜丸梧子大。空心每服三十丸，以饭三五匙压之，日再服。

治百恶气，其鬼神速走出。田野之人，与此甚相宜也。

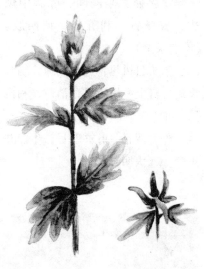

艾

茵陈蒿

《本经》上品

▌释名 〔藏器曰〕此虽蒿类，经冬不死，更因旧苗而生，故名因陈，后加蒿字耳。〔时珍曰〕按张揖《广雅》及吴普《本草》并作因尘，不知何义？

▌集解 〔时珍曰〕茵陈昔人多莳为蔬，故入药用山茵陈，所以别家茵陈也。

茎 叶

【气味】苦，平、微寒，无毒。

【主治】风湿寒热邪气，热结黄疸。久服轻身益气耐老。面白悦长年。白兔食之仙。（《本经》）

治通身发黄，小便不利，除头热，去伏瘕。（《别录》）

通关节，去滞热，伤寒用之。（藏器）

石茵陈：治天行时疾热狂，头痛头旋，风眼疼，瘴疟。女人癥瘕，并闪损乏绝。（《大明》）

【发明】〔宗奭曰〕张仲景治伤寒热甚发黄，身面悉黄者，用之极效。一僧因伤寒后发汗不彻，有留热，面身皆黄，多热，期年不愈。医作食黄治不对，而食不减。予与此药，服五日病减三分之一，十日减三分之二，二十日病悉去。方用山茵陈、山栀子各三分，秦艽、升麻各四钱，为散。每用三钱，水四合，煎二合，去滓，食后温服，以知为度。此药以山茵陈为本，故书之。

〔王好古曰〕张仲景茵陈栀子大黄汤，治湿热也。栀子柏皮汤，治燥热也。如苗涝则湿黄，苗旱则燥黄。湿则泻之，燥则润之可也。此二药治阳黄也。韩祗和、李思训治阴黄，用茵陈附子汤。大抵以茵陈为君主，而佐以大黄、附子，各随其寒热也。

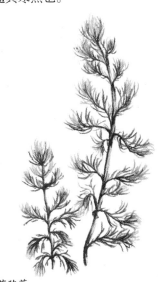

茵陈蒿

附方

茵陈羹。除大热黄疸，伤寒头痛，风热瘴疟，利小便。以茵陈细切，煮羹食之。生食亦宜。（《食医心镜》）

疬疡风病。茵陈蒿两握，水一斗五升，煮取七升。先以皂荚汤洗，次以此汤洗之，冷更作。隔日一洗，不然恐痛也。（崔行功《纂要》）

遍身黄疸。茵陈蒿一把，同生姜一块，捣烂，于胸前四肢，日日擦之。（《直指方》）

眼热赤肿。山茵陈、车前子等分。煎汤调茶调散，服数服。（《直指方》）

青　蒿

《本经》下品

▌释名 草蒿、方溃、䒼、香蒿。〔时珍曰〕《晏子》云：蒿，草之高者也。按《尔雅》诸蒿，独䒼得单称为蒿，岂以诸蒿叶背皆白，而此蒿独青，异于诸蒿故耶？

▌集解 〔《别录》曰〕青蒿生华阴川泽。

〔弘景曰〕处处有之，即今青蒿，人亦取杂香菜食之。

〔颂曰〕青蒿春生苗，叶极细，可食。至夏高四五尺。秋后开细淡黄花，花下便结子，如粟米大，八、九月采子阴干。根茎子叶并入药用，干者炙作饮香尤佳。

叶茎根子

【气味】苦，寒，无毒。

【主治】疥瘙痂痒恶疮，杀虱，治留热在骨节间，明目。（《本经》）

【发明】〔颂曰〕青蒿治骨蒸热劳为最，古方单用之。

〔时珍曰〕青蒿得春木少阳之气最早，故所主之证，皆少阳、厥阴血分之病也。

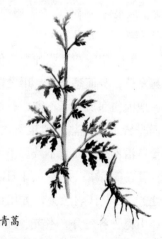

青蒿

附方

虚劳盗汗（烦热口干）。用青蒿一斤，取汁熬膏，入人参末、麦门冬末各一两，熬至可丸，丸如梧子大，每食后米饮服二十丸，名青蒿煎。（《普济方》）

疟疾寒热。用青蒿一握，水二升，捣汁服之（《肘后方》）。用五月五日天未明时采青蒿（阴干）四两，桂心一两，为末。毋发前，酒服二钱。（《仁存方》）

酒痔便血。青蒿（用叶不用茎，用茎不用叶），为末。粪前冷水，粪后水酒调服。（《永类钤方》）

子

【气味】甘，冷，无毒。

【主治】明目开胃，炒用。治劳瘦，壮健人小便浸用之。治恶疮疥癣风疹，煎水洗之。（《大明》）

治鬼气，为末酒服方寸匕。（孟诜）

功同叶。（时珍）

附方

积热眼涩。三月三日或五月五日，采青蒿花或子，阴干为末，每井华水空心服二钱。久服明目，可夜看书，名青蒿散。（《十便良方》）

夏枯草

《本经》下品

释名 夕句、乃东、燕面、铁色草。〔震亨曰〕此草夏至后即枯。盖禀纯阳之气，得阴气则枯，故有是名。

集解〔时珍曰〕原野间甚多，苗高一二尺许，其茎微方。叶对节生，似旋覆叶而长大，有细齿，背白多纹。

茎 叶

【气味】苦、辛，寒，无毒。

【主治】寒热瘰疬鼠瘘头疮，破症，散瘿结气，脚结湿痹，轻身。（《本经》）

【发明】〔震亨曰〕《本草》言夏枯草大治瘰疬，散结气。有补养厥阴血脉之功，而不言及。观其退寒热，虚者可使；若实者以行散之药佐之，外以艾灸，亦渐取效。

〔时珍曰〕黎居士《易简方》：夏枯草治目疼，用砂糖水浸一夜用，取其能解内热、缓肝火也。

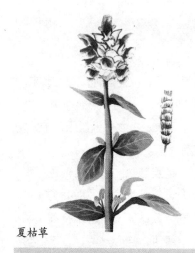

夏枯草

附方

明目补肝（肝虚目睛痛，冷泪不止，筋脉痛，羞明怕日）。夏枯草半两，香附子一两，为末。每服一钱，腊茶汤调下。（《简要济众》）

血崩不止。夏枯草为末，每服方寸匕，米饮调下。（《圣惠方》）

茺 蔚

《本经》上品

 释名 益母、贞蔚。〔时珍曰〕此草及子皆充盛密蔚，故名茺蔚。

集解 〔时珍曰〕茺蔚近水湿处甚繁。春初生苗如嫩蒿，入夏长三四尺，茎方如黄麻茎。其叶如艾叶而背青，一梗三叶，叶有尖歧。

子

【气味】辛、甘，微温，无毒。

【主治】明目益精，除水气，久服轻身。（《本经》）

疗血逆大热，头痛心烦。（《别录》）

春仁生食，补中益气，通血脉，填精髓，止渴润肺。（吴瑞）

治风解热，顺气活血，养肝益心，安魂定魄，调女人经脉，崩中带下，产后胎前诸病。久服令人有子。（时珍）

【发明】〔时珍曰〕茺蔚子味甘微辛，气温，阴中之阳，手、足厥阴经药也。白花者入气分，紫花者入血分。治妇女经脉不调，胎产一切血气诸病，妙品也，而医方鲜知用。时珍常以之同四物、香附诸药治人，获效甚多。盖包络生血，肝藏血。此物能活血补阴，故能明目益精，调经，治女人诸病也。东垣李氏言瞳子散大者，禁用茺蔚子，为其辛温主散，能助火也。当归虽辛温，而兼苦甘，能和血，故不禁之。愚谓目得血而能视，茺蔚行血甚捷，瞳子散大，血不足也，故禁之，非助火也。血滞病目则宜之，故曰明目。

明目益精，调女人经脉，则单用茺蔚子为良。若治肿毒疮疡，消水行血，妇人胎产诸病，则宜并用为良。盖其根茎花叶专于行，而子则行中有补故也。

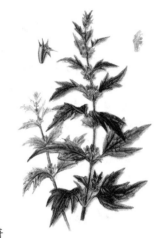

茺蔚

茎

〔《大明》曰〕苗、叶、根同功。

【气味】〔时珍曰〕茎、叶：味辛、微苦。花：味微苦、甘。根：味甘。并无毒。

【主治】瘾疹痒，可作浴汤。（《本经》）

入面药，令人光泽，治粉刺。（藏器）

活血破血，调经解毒，治胎漏产难，胎衣不下，血运血风血痛，崩中漏下，尿血泻血，疳痢痔疾，打扑内损瘀血，大便小便不通。（时珍）

【发明】〔时珍曰〕益母草之根、茎、花、叶、实，并皆入药，可同用。若治手、足厥阴血分风热，

红蓝花

宋《开宝》

释名 红花、黄蓝。〔颂曰〕其花红色，叶颇似蓝，故有蓝名。

集解〔时珍曰〕红花二月、八月、十二月皆可以下种，雨后布子，如种麻法。初生嫩叶、苗亦可食。其叶如小蓟叶。至五月开花，如大蓟花而红色。侵晨采花捣熟，以水淘，布袋绞去黄汁又捣，以酸粟米泔清又淘，又绞袋去汁，以青蒿覆一宿，晒干，或捏成薄饼，阴干收之。入药搓碎用。其子五月收采，淘净捣碎煎汁，入醋拌蔬食，极肥美。又可为车脂及烛。

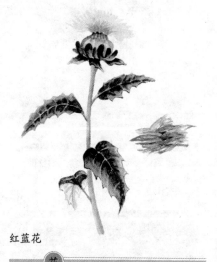

红蓝花

花

【气味】辛，温，无毒。

【主治】产后血运口噤，腹内恶血不尽绞痛，胎死腹中，并酒煮服。亦主蛊毒。(《开宝》)

多用破留血，少用养血。(震亨)

活血润燥，止痛散肿，通经。(时珍)

【发明】〔时珍曰〕血生于心包，藏于肝，属于冲任。红花汁与之同类，故能行男子血脉，通女子经水。多则行血，少则养血。

附方

一切肿疾。红花熟捣取汁服，不过三服便瘥。(《外台秘要》)

喉痹壅塞(不通者)。红蓝花(捣)，绞取汁一小升服之，以瘥为度。如冬月无生花，以干者浸湿绞汁煎服，极验。(《广利方》)

热病胎死。红花酒煮汁，饮二三盏。(熊氏《补遗》)

聤耳出水。红蓝花三钱半，枯矾五钱，为末，以绵杖缴净吹之。无花则用枝叶。(《圣惠方》)

噎膈拒食。端午采头次红花(无灰酒拌，焙干)、血竭(瓜子样者)等分为末，无灰酒一盏，

隔汤炖热，徐咽。初服二分，次日四分，三日五分。（杨起《简便方》）

 子

【主治】天行疮痘，水吞数颗。（《开宝》）

功与花同。（苏颂）

附方

血气刺痛。红蓝子一升，捣

碎，以无灰酒一大升拌子，曝干，重捣筛，蜜丸梧子大，空心酒下四十丸。（张仲景）

疮疹不出。红花子、紫草茸各半两，蝉蜕二钱半，水酒钟半，煎减半，量大小加减服。（庞安常《伤寒论》）

 苗

【主治】生捣，涂游肿。（《开宝》）

恶 实

《别录》中品

▌释名 鼠粘、牛蒡、大力子。〔时珍曰〕其实状恶而多刺钩，故名。

▌集解 〔时珍曰〕牛蒡古人种子，以肥壤栽之。剪苗汋淘为蔬，取根煮曝为脯，云甚益人，今人亦罕食之。

 子

【修治】〔斅曰〕凡用拣净，以酒拌蒸，待有白霜重出，以布拭去，焙干捣粉用。

【气味】辛，平，无毒。

【主治】明目补中，除风伤。（《别录》）

风毒肿，诸瘘。（藏器）

研末浸酒，每日服三二盏，除诸风，去丹石毒，利腰脚。又食前熟挼三枚吞之，散诸结节筋骨烦热毒。（甄权）

炒研煎饮，通利小便。（孟诜）

润肺散气，利咽膈，去皮肤风，通十二经。（元素）

消斑疹毒。（时珍）

【发明】〔杲曰〕鼠粘子其用有四：治风湿瘾疹，咽喉风热，散诸肿疮疡之毒，利凝滞腰膝之气，是也。

附方

妇人吹乳。鼠粘二钱，麝香少许，温酒细吞下。(《袖珍方》)

历节肿痛。牛蒡子三两，新豆豉(炒)、羌活各一两，为末。每服二钱，白汤下。(《本事方》)

根 茎

【气味】苦，寒，无毒。

【主治】伤寒寒热汗出，中风面肿，消渴热中，逐水。久服轻身耐老。(《别录》)

根：主牙齿痛，劳疟诸风，脚缓弱风毒，痈疽，咳嗽伤肺，肺壅疝瘕，冷气积血。(苏恭)

根：浸酒服，去风及恶疮。和叶捣碎，敷杖疮金疮，永不畏风。(藏器)

主面目烦闷，四肢不健，通十二经脉，洗五脏恶气。可常作菜食，令人身轻。(甄权)

切根如豆，拌面作饭食，消胀壅。茎叶煮汁作浴汤，去皮间习习如虫行。又入盐花生捣，揩一切肿毒。(孟诜)

【发明】〔颂曰〕根作脯食甚良。茎叶宜煮汁酿酒服。冬月采根，蒸曝入药。刘禹锡《传信方》：疗暴中风，用紧细牛蒡根，取时避风，以竹刀或荆刀刮去土，生布拭了，捣绞取汁一大升，和好蜜四大合，温分两服，得汗出便瘥。此方得之岳鄂郑中丞。郑因食热肉一顿，便中暴风。外甥卢氏为颍阳令，有此方，服，当时便瘥。

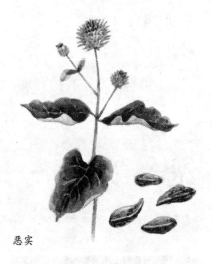

恶实

附方

热攻心烦(恍惚)。以牛蒡根捣汁一升，食后分为二服。(《食医心镜》)

老人风湿(久痹，筋挛骨痛)。服此壮肾，润皮毛，益气力。牛蒡根一升切，生地黄一升切，大豆二升炒，以绢袋盛，浸一斗酒中五六日，任性空心温服二三盏，日二服。(《集验方》)

刘寄奴草

释名 金寄奴、乌藤菜。

集解 〔时珍曰〕刘寄奴一茎直上。叶似苍术，尖长糙涩，面深背淡。九月茎端分开数枝，一枝攒簇十朵小花，白瓣黄蕊，如小菊花状。

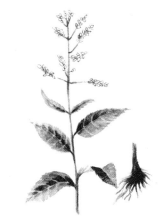

刘寄奴草

子 苗

【修治】〔时珍曰〕茎、叶、花、子皆可用。

【气味】苦，温，无毒。

【主治】破血下胀。多服令人下痢。（苏恭）

下血止痛，治产后余疾，止金疮血，极效。（《别录》）

心腹痛，下气，水胀血气，通妇人经脉癥结，止霍乱水泻。（《大明》）

小便尿血，新者研末服。（时珍）

附方

大小便血。刘寄奴为末，茶调空心服二钱，即止。（《集简方》）

折伤瘀血（在腹内者）。刘寄奴、骨碎补、延胡索各一两，水二升，煎七合，入酒及童子小便各一合，顿温服之。（《千金方》）

汤火伤灼。刘寄奴捣末，先以糯米浆鸡翎扫上，后乃掺末。并不痛，亦无痕，大验之方。凡汤火伤，先以盐末掺之，护肉不坏，后乃掺药为妙。（《经验方》）

赤白下痢（阴阳交滞，不问赤白）。刘寄奴、乌梅、白姜等分，水煎服。赤加梅，白加姜。（艾元英《如宜方》）

旋覆花

 释名 金沸草、金钱花、滴滴金、盗庚、夏菊、戴椹。〔宗奭曰〕花缘繁茂，圆而覆下，故曰旋覆。

集解 〔时珍曰〕花状如金钱菊。水泽边生者，花小瓣单；人家栽者，花大蕊簇，盖壤瘠使然。其根细白。俗传露水滴下即生，故易繁，盖亦不然。

花

【气味】咸，温，有小毒。

【主治】结气胁下满，惊悸，除水，去五脏间寒热，补中下气。（《本经》）

消胸上痰结，唾如胶漆，心胁痰水，膀胱留饮，风气湿痹，皮间死肉，目中眵䁾，利大肠，通血脉，益色泽。（《别录》）

主水肿，逐大腹，开胃，止呕逆不下食。（甄权）

消坚软痞，治噫气。（好古）

【发明】〔颂曰〕张仲景治伤寒汗下后，心下痞坚，噫气不除，有七物旋覆代赭汤；杂治妇人，有三物旋覆汤。胡洽居士治痰饮在两胁胀满，有旋覆花丸，用之尤多。

〔成无己曰〕硬则气坚，旋覆之咸，以软痞坚也。

〔震亨曰〕寇宗奭言其行痰水去头目风，亦走散之药。病人涉虚者，不宜多服，冷利大肠，宜戒之。

〔时珍曰〕旋覆乃手太阴肺、手阳明大肠药也。所治诸病，其功只在行水下气通血脉尔。

叶

【主治】敷金疮，止血。（《大明》）

治疔疮肿毒。（时珍）

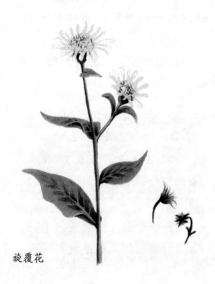

旋覆花

附方

中风壅滞。旋覆花，洗净焙研，炼蜜丸梧子大。夜卧以茶汤下五丸至七丸、十丸。(《经验方》)

【主治】风湿。(《别录》)

月蚀耳疮。旋覆花烧研，羊脂和涂之。(《集简方》)

鸡　冠

宋《嘉祐》

释名 〔时珍曰〕以花状命名。

集解 〔时珍曰〕鸡冠处处有之。三月生苗，六、七月梢间开花，有红、白、黄三色。其穗圆长而尖者，俨如青葙之穗；扁卷而平者，俨如雄鸡之冠。

 苗

【气味】甘，凉，无毒。

【主治】疮痔及血病。(时珍)

 子

【气味】甘，凉，无毒。

【主治】止肠风泻血，赤白痢。(藏器)

崩中带下，入药炒用。(《大明》)

 花

【气味】同上。

【主治】痔漏下血，赤白下痢，崩中赤白带下，分赤白用。(时珍)

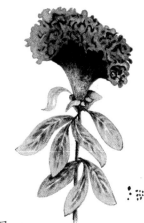

鸡冠

附方

粪后下血。白鸡冠花并子炒，煎服。(《圣惠方》)

五痔肛肿（久不愈，变成瘘疮）。用鸡冠花、凤眼草各一两，水二碗，煎汤频洗。（《卫生宝鉴》）

经水不止。红鸡冠花一味，晒干为末。每服二钱，空心酒调下。忌鱼腥、猪肉。（孙氏《集效方》）

产后血痛。白鸡冠花，酒煎服之。（李楼《奇方》）

续 断

《本经》上品

■ **释名** 属折、接骨、龙豆、南草。〔时珍曰〕续断、属折、接骨，皆以功命名也。

■ **集解** 〔《别录》曰〕续断生常山山谷，七月、八月采，阴干。

〔恭曰〕所在山谷皆有。今俗用者，叶似苎而茎方，根如大蓟，黄白色。陶说非也。

〔时珍曰〕续断之说不一。桐君言是蔓生，叶似荏。李当之、范汪并言是虎蓟。日华子言是大蓟，一名山牛蒡。苏恭、苏颂皆言叶似苎麻，根似大蓟，而《名医别录》复出大小蓟条，颇难依据。但自汉以来，皆以大蓟为续断，相承久矣。究其实，则二苏所云，似与桐君相符，当以为正。今人所用，以川中来，色赤而瘦，折之有烟尘起者为良焉。

根

【**修治**】〔敩曰〕凡采得根，横切锉之，又去向里硬筋，以酒浸一伏时，焙干，入药用。

【**气味**】苦，微温，无毒。

【**主治**】伤寒，补不足，金疮痈疡折跌，续筋骨，妇人乳难。久服益气力。（《本经》）

妇人崩中漏血，金疮血内漏，止痛生肌肉，及踠伤恶血腰痛，关节缓急。（《别录》）

去诸温毒，通宣血脉。（甄权）

助气，补五劳七伤，破癥结瘀血，消肿毒，肠风痔瘘，乳痈瘰

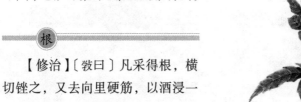

续断

病，妇人产前后一切病，胎漏，子宫冷，面黄虚肿，缩小便，止泄精尿血。（《大明》）

【发明】〔时珍曰〕宋张叔潜秘书，知剑州时，其阁下病血痢。一医用平胃散一两，入川续断末二钱半，每服二钱，水煎服即愈。绍兴壬子，会稽时行痢疾。叔潜之子以方传人，往往有验。小儿痢服之皆效。

附方

妊娠胎动（两三月堕，预

宜服此）。川续断（酒浸）、杜仲（姜汁炒，去丝）各二两，为末，枣肉煮烂杵和，丸梧子大。每服三十丸，米饮下。

产后诸疾（血运，心闷烦热，厌厌气欲绝，心头硬，乍寒乍热）。续断皮一握，水三升，煎二升，分三服。如人行一里，再服。无所忌。此药救产后垂死。（《子母秘录》）

打扑伤损（闪肭骨节）。用接骨草叶捣烂罨之，立效。（《卫生易简方》）

苎　麻

《别录》下品

■ 释名　〔时珍曰〕苎麻作纻，可以绩纻，故谓之纻。凡麻丝之细者为纻，粗者为纻。陶弘景云：苎即今绩苎麻是也。麻字从广，从林（音派），象屋下林麻之形。

■ 集解　〔时珍曰〕苎，家苎也。又有山苎，野苎也。有紫苎，叶面紫；白苎，叶面青，其背皆白。可刮洗煮食救荒，味甘美。

根

【气味】甘，寒，无毒。

【主治】安胎，贴热丹毒。（《别录》）

治心膈热，漏胎下血，产前后心烦，天行热疾，大渴大狂，服金石药人心热，罨毒箭蛇虫咬。（《大明》）

沤苎汁，止消渴。（《别录》）

【发明】〔震亨曰〕苎根大能补阴而行滞血，方药或恶其贱，似未曾用也。

〔藏器曰〕苎性破血，将苎麻与产妇枕之，止血运。产后腹痛，以苎安腹上即止也。又蚕咬人毒入肉，取苎汁饮之。今人以苎近蚕种，则蚕不生是矣。

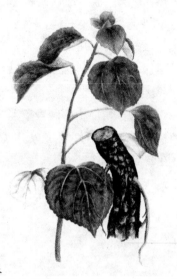

苎麻

本草纲目

附方

痰哮咳嗽。苎根煅存性，为末，生豆腐蘸三五钱，食即效。未全，可以肥猪肉二三片蘸食，甚妙。(《医学正传》)

小便不通。《圣惠方》：用麻根、蛤粉各半两，为末。每服二钱，空心新汲水下。《摘玄方》：

用苎根洗研，摊绢上，贴少腹连阴际，须臾即通。

小便血淋。苎根煎汤频服，大妙。亦治诸淋。(《圣惠方》)

妊娠胎动。忽下黄汁如胶，或如小豆汁，腹痛不可忍者，苎根去黑皮切二升，银一斤，水九升，煎四升。每服以水一升，入酒半升，煎一升，分作二服。一方不用银。(《梅师方》)

叶

【气味】同根。

【主治】金疮伤折血出，瘀血。(时珍)

【发明】〔时珍曰〕苎麻叶甚散血，五月五日收取，和石灰捣作团，晒干收贮。遇有金疮折损者，研末敷之，即时血止，且易痂也。

附方

骤然水泻（日夜不止，欲死，不拘男妇）。用五月五日采麻叶，阴干为末。每服二钱，冷水调下。勿吃热物，令人闷倒。只吃冷物。小儿半钱。(杨子建《护命方》)

天 名 精

《本经》上品

释名 天蔓菁、地菘、豕首、蟾蜍、活鹿草、皱面草。实名鹤虱，根名杜牛膝。

集解 〔保昇曰〕地菘也，小品方名天蔓菁，又名天芜菁。叶似山南菘菜，夏秋抽条，颇似薄荷，花紫白色，味辛而香。

〔别录曰〕天名精生平原川泽，五月采。

〔时珍曰〕天名精嫩苗绿色，似皱叶菘芥，微有狐气。淘净炸之，亦可食。长则起茎，开小黄花，如小野菊花。结实如同蒿，子亦相似，最黏人衣，狐气尤甚。

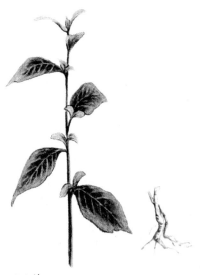

天名精

叶 根

【气味】甘，寒，无毒。

【主治】瘀血血瘕欲死，下血止血，利小便，久服轻身耐老。（《本经》）

除小虫，去痹，除胸中结热，止烦渴，逐水，大吐下。（《别录》）

破血生肌，止鼻衄，杀三虫，除诸毒肿，丁疮瘘痔，金疮内射，身痒瘾疹不止者，揩之立已。（《唐本》）

地菘：主金疮，止血，解恶虫蛇螫毒，挼以敷之。（《开宝》）

吐痰止疟，治牙痛口紧喉痹。（时珍）

【发明】〔时珍曰〕天名精，并根苗而言也。地菘、豕松，皆言其苗叶也。鹤虱，言其子也。其功大抵只是吐痰止血杀虫解毒，故擂汁服之能止痰疟，漱之止牙疼，挼之敷蛇咬，亦治猪瘟病也。按孙天仁《集效方》云：凡男妇乳蛾喉咙肿痛，及小儿急慢惊风牙关紧急不省人事者。以鹤虱草（一名皱面草，一名母猪芥，一名杜牛膝），取根洗净捣烂，入好酒绞汁灌之，良久即苏。仍以渣敷项下，或醋调搽亦妙。朱端章《集验方》云：余被檄任淮西幕府时，牙疼大作。一刀镊人以草药一捻，汤泡少时，以手蘸汤挹痛处即定。因求其方，用之治人多效，乃皱面地菘草也，俗人讹为地葱。沈存中《笔谈》专辩地菘，其子名鹤虱，正此物也。钱季诚方：用鹤虱一枚，擢置齿中。高监方：以鹤虱煎米醋漱口，或用防风、鹤虱煎水噙漱，仍研草塞痛处，皆有效也。

附方

男女吐血。地菘，晒干为末。每服一二钱，以茅花泡汤调服，日二次。（《卫生易简》）

风毒瘰疬（赤肿）。地菘捣敷，干即易之。（《圣惠方》）

发背初起。地菘杵汁一升，日再服，瘥乃止。（《伤寒类要》）

芦

《别录》下品

释名 苇（音伟）、葭（音加）。〔时珍曰〕按毛苌《诗疏》云：苇之初生曰葭，未秀曰芦，长成曰苇。苇者，伟大也。芦者，色卢黑也。葭者，嘉美也。

集解 〔恭曰〕芦根生下湿地。茎叶似竹，花若荻花，名蓬蕽。二月、八月采根，日干用。

〔时珍曰〕芦有数种：其长丈许中空皮薄色白者，葭也，芦也，苇也。短小于苇而中空皮厚色青苍者，菼也，蒹也，荻也，萑也。其最短小而中实者蒹也，薕也。皆以初生、已成得名。其身皆如竹，其叶皆长如箬叶，其根入药，性味皆同。其未解叶者，古谓之紫萚。

根

【气味】甘，寒，无毒。

【主治】消渴客热，止小便利。（《别录》）

疗反胃呕逆不下食，胃中热，伤寒内热，弥良。（苏恭）

解大热，开胃，治噎哕不止。（甄权）

寒热时疾烦闷，泻痢人渴，孕妇心热。（《大明》）

笋

【气味】小苦，冷，无毒。

【主治】膈间客热，止渴，利小便，解河豚及诸鱼蟹毒。（宁原）

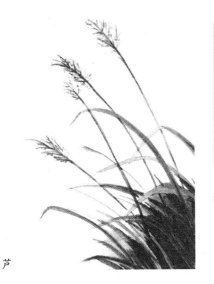

芦

【发明】〔时珍曰〕按雷公《炮炙论·笋序》云：益食加觔，须煎芦、朴。注云：用逆水芦根并厚朴二味等分，煎汤服。盖芦根甘能益胃，寒能降火故也。

附方

骨蒸肺痿（不能食者）。苏游芦根饮主之。芦根、麦门冬、地骨皮、生姜各十两，橘皮、茯苓各五两，水二斗，煮八升，去滓，分五服，取汗乃瘥。（《外台秘要》）

反胃上气。芦根、茅根各二两，水四升，煮二升，分服。（《千金方》）

霍乱胀痛。芦根一升，生姜一升，橘皮五两，水八升，煎三升，分服。（《太平圣惠方》）

呕哕不止（厥逆者）。芦根三斤切，水煮浓汁，频饮二升。《必效》：若以童子小便煮服，不过三服愈。（《肘后方》）

茎 叶

【气味】甘，寒，无毒。

【主治】霍乱呕逆，肺痈烦热，痈疽。烧灰淋汁，煎膏，蚀恶肉，去黑子。（时珍）

江中采出芦：令夫妇和同，用之有法。（藏器）

附方

霍乱烦渴（腹胀）。芦叶一握，水煎服。又方：芦叶五钱，糯米二钱半，竹茹一钱，水煎，入姜汁、蜜各半合，煎两沸，时时呷之。（《圣惠方》）

吐血不止。芦荻外皮烧灰，勿令白，为末，入蚌粉少许，研匀，麦门冬汤服一二钱。三服可救一人。（《圣惠方》）

发背溃烂。陈芦叶为末，以葱椒汤洗净，敷之神效。（《乾坤秘韫》）

蓬莪

【气味】甘，寒，无毒。

【主治】霍乱。水煮浓汁服，大验。（苏恭）

烧灰吹鼻，止衄血。亦入崩中药。（时珍）

附方

干霍乱病，心腹胀痛。芦蓬茸一把，水煮浓汁，顿服二升。（《小品方》）

诸般血病。水芦花、红花、槐花、白鸡冠花、茅花等分，水二钟，煎一钟服。（万表《积善堂方》）

灯 心 草

宋《开宝》

释名 虎须草、碧玉草。

集解 〔志曰〕灯心草生江南泽地，丛生，茎圆细而长直，人将为席。

〔宗奭曰〕陕西亦有之。蒸熟待干，折取中心白穰燃灯者，是谓熟草。又有不蒸者，但生干剥取为生草。入药宜用生草。

〔时珍曰〕此即龙须之类，但龙须紧小而瓤实，此草稍粗而瓤虚白。吴人栽莳之，取瓤为灯炷，以草织席及蓑。他处野生者不多。外丹家以之伏硫、砂。雷公《炮炙论》序云：硇遇赤须，永留金鼎。注云：赤须亦呼虎须草，煮硇能住火。不知即此虎须否也？

茎 及 根

【气味】甘，寒，无毒。

【主治】五淋，生煮服之。败席煮服，更良。（《开宝》）

泻肺，治阴窍涩不利，行水，除水肿癃闭。（元素）

治急喉痹，烧灰吹之甚捷。烧灰涂乳上，饲小儿，止夜啼。（震亨）

降心火，止血通气，散肿止渴。烧灰入轻粉、麝香，治阴疳。（时珍）

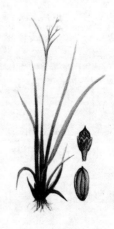

灯心草

附方

破伤出血。灯心草嚼烂敷之，立止。(《胜金方》)

衄血不止。灯心一两，为末，入丹砂一钱，米饮，每服二钱。(《圣济总录》)

痘疮烦喘(小便不利者)。灯心一把，鳖甲二两，水一升半，煎六合，分二服。(庞安常《伤寒论》)

夜不合眼(难睡)。灯草煎汤代茶饮，即得睡。(《集简方》)

湿热黄疸。灯草根四两，酒、水各半，入瓶内煮半日，露一夜，温服。(《集玄方》)

麻 黄

《本经》中品

释名 龙沙、卑相、卑盐。〔时珍曰〕诸名殊不可解。或云其味麻，其色黄，未审然否？张揖《广雅》云：龙沙，麻黄也。狗骨，麻黄根也。不知何以分别如此？

集解 〔《别录》曰〕麻黄生晋地及河东，立秋采茎，阴干令青。

〔弘景曰〕今出青州、彭城、荥阳、中牟者为胜，色青而多沫。蜀中亦有，不好。

〔恭曰〕郑州鹿台及关中沙苑河旁沙洲上最多。同州沙苑既多，其青、徐者亦不复用。

〔时珍曰〕其根皮色黄赤，长者近尺。

茎

【气味】 苦，温，无毒。

【主治】 中风伤寒头痛，温疟，发表出汗，去邪热气，止咳逆上气，除寒热，破癥坚积聚。(《本经》)

五脏邪气缓急，风胁痛，字乳余疾，止好睡，通腠理，解肌，泄邪恶气，消赤黑斑毒。不可多服，令人虚。(《别录》)

治身上毒风疹痹，皮肉不仁，主壮热温疫，山岚瘴气。(甄权)

通九窍，调血脉，开毛孔皮肤。(《大明》)

去营中寒邪，泄卫中风热。(元素)

散赤目肿痛，水肿风肿，产后血滞。(时珍)

伤寒雪煎。麻黄十斤（去节），杏仁四升（去皮，熬），大黄一斤十三两。先以雪水五石四斗，渍麻黄于东向灶釜中。三宿后，纳大黄搅匀，桑薪煮至二石，去滓。纳杏仁同煮至六七斗，绞去滓，置铜器中。更以雪水三斗，合煎令得二斗四升，药成，丸如弹子大。有病者以沸白汤五合，研一丸服之，立汗出。不愈，再服一丸。封药勿令泄气。（《千金方》）

风痹冷痛。麻黄（去根）五两，桂心二两，为末，酒二升，慢火熬如饧。每服一匙，热酒调下，至汗出为度。避风。（《圣惠方》）

心下悸病。半夏麻黄丸：用半夏、麻黄等分，末之，炼蜜丸小豆大。每饮服三丸，日三服。（《金匮要略》）

中风诸病。麻黄一秤（去根），以王相日、乙卯日，取东流水三石三斗，以净铛盛五七斗，先煮五沸，掠去沫，逐旋添水，尽至三五斗，漉去麻黄，澄定，滤去滓，取清再熬至一斗，再澄再滤，取汁再熬，至升半为度，密封收之，一二年不妨。每服一二匙，热汤化下取汗。熬时要勤搅，勿令着底，恐焦了。仍忌鸡犬阴人见之。此刘守真秘方也。（《宣明方》）

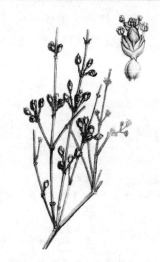

麻黄

根 节

【气味】甘，平，无毒。

【主治】止汗，夏月杂粉扑之。（弘景）

【发明】〔权曰〕麻黄根节止汗，以故竹扇杵末同扑之。又牡蛎粉、粟粉并麻黄根等分，为末，生绢袋盛贮。盗汗出，即扑，手摩之。

〔时珍曰〕麻黄发汗之气驶不能御，而根节止汗效如影响，物理之妙，不可测度如此。自汗有风湿、伤风、风温、气虚、血虚、脾虚、阴虚、胃热、痰饮、中暑、亡阳、柔痓诸证，皆可随证加而用之。当归六黄汤加麻黄根，治盗汗尤捷。盖其性能行周身肌表，故能引诸药外至卫分而固腠理也。本草但知扑之之法，而不知服饵之功尤良也。

附方

盗汗不止。麻黄根、椒目等分，为末。每服一钱，无灰酒下。外以麻黄根、故蒲扇为末，扑之。（《奇效良方》）

小儿盗汗。麻黄根三分，故蒲扇灰一分，为末，以乳汁服三分，日三服。仍以干姜三分同为末，三分扑之。（《古今录验》）

虚汗无度。麻黄根、黄芪等分，为末，飞面糊作丸梧子大。每用浮麦汤下百丸，以止为度。（谈野翁《试验方》）

地 黄

《本经》上品

释名　芐（音户）、芑（音起）、地髓。〔《大明》曰〕生者以水浸验之。浮者名天黄，半浮半沉者名人黄，沉者名地黄。入药沉者为佳，半沉者次之，浮者不堪。〔时珍曰〕《尔雅》云：芐，地黄。郭璞云：江东呼为芐。罗愿云：芐以沉下者为贵，故字从下。

集解　〔《别录》曰〕地黄生咸阳川泽黄土者佳，二月、八月采根阴干。

〔宗奭曰〕地黄叶如甘露子，花如脂麻花，但有细斑点。北人谓之牛奶子花，茎有微细短白毛。

〔时珍曰〕今人唯以怀庆地黄为上，亦各处随时兴废不同尔。其苗初生塌地，叶如山白菜而毛涩，叶面深青色，又似小芥叶而颇厚，不叉丫。叶中撺茎，上有细毛。茎梢开小筒子花，红黄色。结实如小麦粒。根长四五寸，细如手指，皮赤黄色，如羊蹄根及胡萝卜根，曝干乃黑，生食作土气。俗呼其苗为婆婆奶。古人种子，今唯种根。王旻《山居录》云：地黄嫩苗，摘其旁叶作菜，甚益人。本草以二月、八月采根，殊未穷物性。八月残叶犹在，叶中精气，未尽归根。二月新苗已生，根中精气已滋于叶。不如正月、九月采者殊好，又与蒸曝相宜。《礼记》云：羊芐豕薇，则自古已食之矣。

干 地 黄

【气味】甘，寒，无毒。

【主治】伤中，逐血痹，填骨髓，长肌肉。作汤除寒热积聚，除痹，疗折跌绝筋。久服轻身不老，生者尤良。（《本经》）

主男子五劳七伤，女子伤中胞漏下血，破恶血，溺血，利大小肠，去胃中宿食，饱力断绝，补五脏内伤不足，通血脉，益气力，利耳目。（《别录》）

助心胆气，强筋骨长志，安魂定魄，治惊悸劳劣，心肺损，吐血鼻衄，妇人崩中血运。（《大明》）

产后腹痛。久服变白延年。（甄权）

凉血生血，补肾水真阴，除皮肤燥，去诸湿热。（元素）

主心病掌中热痛，脾气痿蹶嗜卧，足下热而痛。（好古）

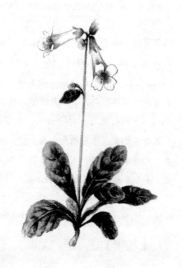

地黄

生地黄

【气味】大寒。

【主治】妇人崩中血不止，及产后血上薄心闷绝。伤身胎动下血，胎不落，堕坠跳折，瘀血留血，鼻衄吐血。皆捣饮之。（《别录》）

解诸热，通月水，利水道。捣贴心腹，能消瘀血。（甄权）

【发明】〔好古曰〕生地黄入手少阴，又为手太阳之剂，故钱仲阳泻丙火与木通同用以导赤也。诸经之血热，与他药相随，亦能治之。溺血、便血皆同。

〔权曰〕病人虚而多热者，宜加用之。

〔宗奭曰〕《本经》只言干、生二种，不言熟者。如血虚劳热，产后虚热，老人中虚燥热者，若与生干，当虑太寒，故后世改用蒸曝熟者。生熟之功殊别，不可不详。

〔时珍曰〕《本经》所谓干地黄者，乃阴干、日干、火干者，故又云生者尤良。《别录》复云生地黄者，乃新掘鲜者，故其性大寒。其熟地黄乃后人复蒸晒者。诸家本草皆指干地黄为熟地黄，虽主治证同，而凉血补血之功稍异，故今别出熟地黄一条于下。

熟 地 黄

【气味】甘、微苦，微温，无毒。

【主治】填骨髓，长肌肉，生精血，补五脏内伤不足，通血脉，利耳目，黑须发，男子五劳七伤，女子伤中胞漏，经候不调，胎产百病。（时珍）

补血气，滋肾水，益真阴，去脐腹急痛，病后胫股酸痛。（元素）

【发明】〔元素曰〕地黄生则大寒而凉血，血热者须用之；熟则微温而补肾，血衰者须用之。又脐下痛属肾经，非熟地黄不能除，乃通肾之药也。

〔时珍曰〕按王硕《易简方》云：男子多阴虚，宜用熟地黄；女子多血热，宜用生地黄。又云：生地黄能生精血，天门冬引入所生之处；熟地黄能补精血，用麦门冬引入所补之处。虞抟《医学正传》云：生地黄生血，而胃气弱者服之，恐妨食；熟地黄补血，而痰饮多者服之，恐泥膈。或云：生地黄酒炒则

不妨胃，熟地黄姜汁炒则不泥膈。此皆得用地黄之精微者也。

服食法。地黄根净洗，捣绞汁，煎令稠，入白蜜更煎，令可丸，丸如梧子大。每晨温酒送下三十丸，日三服。亦可以青州枣和丸。或别以干地黄末入膏，丸服亦可，百日面如桃花，三年身轻不老。《抱朴子》云：楚文子服地黄八年，夜视有光。（《神仙方》）

地黄煎。补虚除热，治吐血唾血，取乳石，去痈疖等疾。生地黄不拘多少，三捣三压，取汁令尽，以瓦器盛之，密盖勿泄气。汤上煮减半，绞去滓，再煎如饧，丸弹子大。每温酒服一丸，日二服。（《千金方》）

男女虚损。或大病后，或积劳后，四体沉滞，骨肉酸痛，吸吸少气；或小腹拘急，腰背强痛，咽干唇燥；或饮食无味，多卧少起，久者积年，轻者百日，渐至瘦削。用生地黄二斤，面一斤，捣烂，炒干为末。每空心酒服方寸匕，日三服。忌如法。（《肘后方》）

虚劳困乏。地黄一石，取汁，

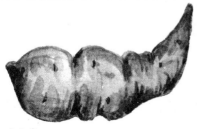

生地黄

酒三斗，搅匀煎收。日服。（《必效方》）

妊娠胎动。生地黄捣汁，煎沸，入鸡子白一枚，搅服。（《圣惠方》）

产后恶血（不止）。干地黄捣末，每食前热酒服一钱。连进三服。（《瑞竹堂方》）

产后烦闷（乃血气上冲）。生地黄汁、清酒各一升，相和煎沸，分二服。（《集验方》）

产后百病。地黄酒：用地黄汁渍麹二升，净秫米二斗，令发，如常酿之。至熟，封七日，取清，常服令相接。忌生冷酢滑、蒜鸡猪鱼肉一切毒物。未产先一月酿成。夏月不可造。（《千金方》）

小儿热病（壮热烦渴，头痛）。生地黄汁三合，蜜半合，和匀，时时与服。（《普济方》）

【主治】恶疮似癞，十年者，捣烂日涂，盐汤先洗。（《千金方》）

【主治】四月采，阴干捣末，水服方寸匕，日三服，功与地黄等。（苏颂）

【主治】为末服食，功同地黄。（苏颂）

肾虚腰脊痛，为末，酒服方寸匕，日三。（时珍）

附方

内障青盲（风赤生翳，及坠眼日久，瞳损失明）。地黄花（晒）、黑豆花（晒）、槐花（晒）各一两，为末。猪肝一具，同以水二斗，煮至上有凝脂，掠尽瓶收。每点少许，日三四次。（《圣惠方》）

紫菀

《本经》中品

释名 青菀、紫蒨、返魂草、夜牵牛。〔时珍曰〕其根色紫而柔宛，故名。许慎《说文》作茈菀，《斗门方》谓之返魂草。

集解 〔《别录》曰〕紫菀生汉中、房陵山谷及真定、邯郸。二月、三月采根，阴干。

〔弘景曰〕近道处处有之。其生布地，花紫色，本有白毛，根甚柔细。有白者名白菀，不复用。

〔《大明》曰〕形似重台，根作节，紫色润软者佳。

〔颂曰〕今耀、成、泗、寿、台、孟，诸州、兴国军皆有之。三月内布地生苗，其叶三四相连，五月、六月内开黄白紫花，结黑子。余如陶说。

〔时珍曰〕按陈自明云：紫菀以牢山所出根如北细辛者为良，沂兖以东皆有之。今人多以车前、旋复根赤土染过伪之。紫菀肺病要药，肺本自亡津液，又服走津液药，为害滋甚，不可不慎。

【气味】苦，温，无毒。

【主治】咳逆上气，胸中寒热结气，去蛊毒痿蹶，安五脏。（《本经》）

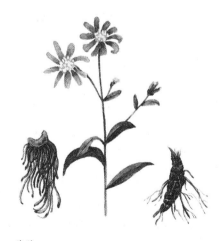

紫菀

疗咳唾脓血，止喘悸，五劳体虚，补不足，小儿惊痫。（《别录》）

益肺气，主息贲。（好古）

肺伤咳嗽。紫菀五钱，水一盏，煎七分，温服，日三次。（《卫生易简方》）

久嗽不瘥。紫菀、款冬花各一两，百部半两，捣罗为末。每服三钱，姜三片，乌梅一个，煎汤调下，日二，甚佳。（《图经本草》）

小儿咳嗽（声不出者）。紫菀末、杏仁等分，入蜜同研，丸芡子大。每服一丸，五味子汤化下。（《全幼心鉴》）

吐血咳嗽（吐血后咳者）。紫菀、五味（炒）为末，蜜丸芡子大，每含化一丸。（《指南方》）

产后下血。紫菀末，水服五撮。（《圣惠方》）

妇人小便（卒不得出者）。紫菀为末，井华水服三撮，即通。小便血者，服五撮立止。（《千金方》）

麦门冬

释名 爱韭、马韭、羊韭、禹韭、禹余粮、忍冬、忍凌、不死草、阶前草。〔时珍曰〕麦须曰虋，此草根似麦而有须，其叶如韭，凌冬不凋，故谓之麦虋冬，及有诸韭、忍冬诸名，俗作门冬，便于字也。可以服食断谷。故又有余粮、不死之称。吴普《本草》：一名仆垒，一名随脂。

集解 〔《别录》曰〕麦门冬叶如韭，冬夏长生。生函谷、川谷及堤坂肥土石间久废处。二月、三月、八月、十月采根，阴干。

〔普曰〕生山谷肥地，丛生，叶如韭，实青黄。采无时。

〔弘景曰〕函谷即秦关。处处有之，冬月作实如青珠，以四月采根，肥大者为好。

〔时珍曰〕古人唯用野生者。后世所用多是种莳而成。其法：四月初采根，于黑壤肥沙地栽之。每年六月、九月、十一月三次上粪及耘灌，夏至前一日取根，洗晒收之。其子亦可种，但成迟尔。浙中来者甚良，其叶似韭而多纵文且坚韧为异。

根

【气味】甘，平，无毒。

【主治】心腹结气，伤中伤饱，胃络脉绝，羸瘦短气。久服轻身不老不饥。（《本经》）

疗身重目黄，心下支满，虚劳客热，口干燥渴，止呕吐，愈痿蹶，强阴益精，消谷调中保神，定肺气，安五脏，令人肥健，美颜色，有子。（《别录》）

去心热，止烦热，寒热体劳，下痰饮。（藏器）

治五劳七伤，安魂定魄，止嗽，治肺痿吐脓，时疾热狂头痛。（《大明》）

治热毒大水，面目肢节浮肿，下水，主泄精。（甄权）

治肺中伏火，补心气不足，主血妄行，及经水枯，乳汁不下。（元素）

久服轻身明目。和车前、地黄丸服，去湿痹，变白，夜视有光。（藏器）

断谷为要药。（弘景）

【发明】〔宗奭曰〕麦门冬治肺热之功为多，其味苦，但专泄而不专收，寒多人禁服。治心肺虚热及虚劳。与地黄、阿胶、麻仁，同为润经益血、复脉通心之剂；与五味子、枸杞子，同为生脉之剂。

〔元素曰〕麦门冬治肺中伏火、脉气欲绝者，加五味子、人参三味为生脉散，补肺中元气不足。

〔时珍曰〕按赵继宗《儒医精要》云：麦门冬以地黄为使，服之令人头不白，补髓，通肾气，定喘促，令人肌体滑泽，除身上一切恶气不洁之疾，盖有君而有使也。若有君无使，是独行无功矣。此方唯火盛气壮之人服之相宜。若气弱胃寒者，必不可饵也。

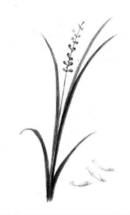

麦门冬

附方

麦门冬煎。补中益心，悦颜色，安神益气，令人肥健，其力甚快。取新麦门冬根去心，捣熟绞汁，和白蜜，银器中重汤煮，搅不停手，候如饴乃成。温酒日日化服之。（《图经本草》）

劳气欲绝。麦门冬一两，甘草（炙）二两，粳米半合，枣二枚，竹叶十五片，水二升，煎一升，分三服。（《南阳活人书》）

虚劳客热。麦门冬煎汤频饮。（《本草衍义》）

吐血衄血（诸方不效者）。麦门冬（去心）一斤，捣取自然汁，入蜜二合，分作二服。即止。（《活人心统》）

衄血不止。麦门冬（去心）、生地黄各五钱，水煎服，立止。

（《保命集》）

齿缝出血。麦门冬煎汤漱之。（《兰室宝鉴》）

咽喉生疮。脾肺虚热上攻也。麦门冬一两，黄连半两，为末。炼蜜丸梧子大。每服二十丸，麦门冬汤下。（《普济方》）

乳汁不下。麦门冬去心，焙为末。每用三钱，酒磨犀角约一钱许，温热调下，不过二服便下。（熊氏《补遗》）

下痢口渴（引饮无度）。麦门冬（去心）三两，乌梅肉二十个（细剉），以水一升，煮取七合，细细呷之。（《必效》）

男女血虚。麦门冬三斤（取汁熬成膏），生地黄三斤（取汁熬成膏），等分，一处滤过，入蜜四之一，再熬成，瓶收。每日白汤点服。忌铁器。（《医方摘要》）

龙葵

《唐本草》

【释名】 苦葵、苦菜、天茄子、水茄、天泡草、老鸦酸浆草、老鸦眼睛草。〔时珍曰〕龙葵，言其性滑如葵也。苦以菜味名，茄以叶形名，天泡、老鸦眼睛皆以子形名也。与酸浆相类，故加老鸦以别之。五爪龙亦名老鸦眼睛草，败酱、苦苣并名苦菜，名同物异也。

【集解】 〔弘景曰〕益州有苦菜，乃是苦荬。

〔颂曰〕龙葵近处亦稀，唯北方有之。北人谓之苦葵。叶圆似排风而无毛，花白色，子亦似排风子，生青熟黑，其赤者名赤珠，亦可入药。又曰：老鸦眼睛草，生江湖间。叶如茄子叶，故名天茄子。或云，即漆姑草也。漆姑即蜀羊泉，已见《本经》草部。人亦不能决识之。

〔时珍曰〕龙葵、龙珠，一类二种也，皆处处有之。四月生苗，嫩时可食，柔滑。渐高二三尺，茎大如箸，似灯笼草而无毛，叶似茄叶而小。五月以后，开小白花，五出黄蕊。结子正圆，大如五味子，上有小蒂，数颗同缀，其味酸。中有细子，亦如茄子之子。但生青熟黑者为龙葵，生青熟赤者为龙珠，功用亦相仿佛，不甚辽远。

附方

去热少睡。龙葵菜同米，煮作羹粥食之。（《食医心镜》）

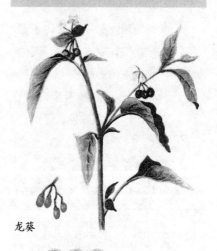

龙葵

苗

【气味】 苦、微甘，滑，寒，无毒。

【主治】 食之解劳少睡，去虚热肿。（《唐本》）

治风，补益男子元气，妇人败血。（苏颂）

消热散血，压丹石毒宜食之。（时珍）

茎叶根

【气味】 同苗。

【主治】 捣烂和土，敷丁肿火丹疮，良。（孟诜）

疗痈疽肿毒，跌扑伤损，消肿散血。（时珍）

根与木通、胡荽煎汤服，通利小便。（苏颂）

从高坠下（欲死者）。取老鸦眼睛草茎叶捣汁服，以渣敷患处。（唐瑶《经验方》）

火焰丹肿。老鸦眼睛草叶，入醋细研敷之，能消赤肿。（苏颂《图经本草》）

诸疮恶肿。老鸦眼睛草擂酒服，以渣敷之。（《普济方》）

丁肿毒疮。黑色焮肿者，乃服丹石毒也；赤色者，肉面毒也。用龙葵根一握（洗切），乳香末、黄连各三两，杏仁六十枚，和捣作饼，厚如三钱，依疮大小敷之，觉痒即换去。痒不可忍，切勿搔动。候炊久，疮中似石榴子戢戢然，乃去药。时时以甘草汤温洗，洗后以蜡贴之。终身不得食羊血。如无龙葵，以蔓菁根代之。（《圣济总录》）

吐血不止。天茄子苗半两，人参二钱半，为末。每服二钱，新汲水下。（《圣济总录》）

多年恶疮。天茄叶贴之，或为末贴。（《救急良方》）

产后肠出（不收）。老鸦酸浆草一把，水煎，先熏后洗，收乃止。（《救急方》）

子

【主治】丁肿。（《唐本》）

明目轻身，甚良。（甄权）

治风，益男子元气，妇人败血。（苏颂）

萱 草

宋《嘉祐》

释名 忘忧、疗愁、丹棘、鹿葱、鹿剑、妓女、宜男。〔时珍曰〕萱本作谖。谖，忘也。《诗》云：焉得谖草？言树之背。谓忧思不能自遣，故欲树此草，玩味以忘忧也。吴人谓之疗愁。董子云：欲忘人之忧，则赠之丹棘，一名忘忧故也。其苗烹食，气味如葱，而鹿食九种解毒之草，萱乃其一，故又名鹿葱。周处《风土记》云：怀妊妇人佩其花，则生男，故名宜男。李九华《延寿书》云：嫩苗为蔬，食之动风，令人昏然如醉，因名忘忧。此亦一说也。

集解 〔颂曰〕萱草处处田野有之，俗名鹿葱。五月采花，八月采根。今人多采其嫩苗及花跗作菹食。

〔时珍曰〕萱宜下湿地，冬月丛生。叶如蒲、蒜辈而柔弱，新旧相代，四时青翠。五月抽茎开花，六出四垂，朝开暮蔫，至秋深乃尽，其花有红黄紫三色。结实三角，内有子大如梧子，黑而光泽。其根与麦门冬相似，最易繁衍。《南方草木状》言，广中一种水葱，状如鹿葱，其花或紫或黄，盖亦此类也。或言鹿葱花有斑文，与萱花不同时者，谬也。肥土所生，则花厚色深，有斑文，起重台，开有数月；瘠土所生，则花薄而色淡，开亦不久。嵇含《宜男花序》亦云，荆楚之士号为鹿葱，可以荐菹，尤可凭据。

苗花

【气味】甘，凉，无毒。

【主治】煮食，治小便赤涩，身体烦热，除酒疸。（《大明》）

消食，利湿热。（时珍）

作菹，利胸膈，安五脏，令人好欢乐，无忧，轻身明目。（苏颂）

根

【主治】沙淋，下水气，酒疸。

黄色遍身者，捣汁服。（藏器）

大热衄血，研汁一大盏，和生姜汁半盏，细呷之。（宗奭）

吹乳、乳痈肿痛，擂酒服，以滓封之。（时珍）

【发明】〔震亨曰〕萱属木，性下走阴分，一名宜男，宁无微意存焉？

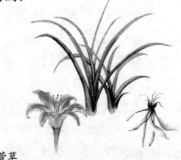

萱草

> #### 附方
>
> 小便不通。萱草根煎水频饮。（《杏林摘要》）
>
> 大便后血。萱草根和生姜，油炒，酒冲服。（《圣济总录》）

败 酱

《本经》中品

释名 苦菜、苦蘵、泽败、鹿肠、鹿首、马草。〔弘景曰〕根作陈败豆酱气，故以为名。

集解 〔时珍曰〕处处原野有之。俗名苦菜，野人食之，江东人每采收储焉。春初生苗，深冬始凋。

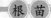

根苗

【气味】苦，平，无毒。

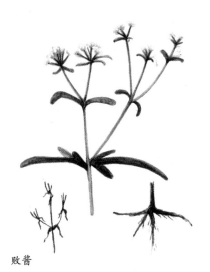

败酱

【主治】除痈肿浮肿结热，风痹不足，产后腹痛。(《别录》)

治血气心腹痛，破癥结，催生落胞，血运鼻衄吐血，赤白带下。赤眼障膜胬肉，聤耳，疮疖疥癣丹毒，排脓补瘘。(《大明》)

【发明】〔时珍曰〕败酱乃手足阳明、厥阴药也。善排脓破血，故仲景治痈及古方妇人科皆用之。乃易得之物，而后人不知用，盖未遇识者耳。

附方

产后腹痛（如锥刺者）。败酱草五两，水四升，煮二升，每服二合，日三服，良。(《卫生易简方》)

肠痈有脓。薏苡仁附子败酱散：用薏苡仁十分，附子二分，败酱五分，捣为末。每以方寸匕，水二升，煎一升，顿服。小便当下。即愈。(张仲景《金匮玉函》)

迎春花

《纲目》

集解 〔时珍曰〕处处人家栽插之。丛生，高者二三尺，方茎厚叶。叶如初生小椒叶而无齿，面青背淡。对节生小枝，一枝三叶。正月初开小花，状如瑞香，花黄色，不结实。

叶

【气味】苦，涩，平，无毒。

【主治】肿毒恶疮，阴干研末，酒服二三钱，出汗便瘥。(《卫生易简方》)

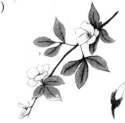

迎春花

款冬花

《本经》中品

释名 款冻、颗冻、氐冬。〔时珍曰〕按《述征记》云：洛水至岁末凝厉，则款冬茂悦曾冰之中。则颗冻之名以此而得，后人讹为款冬，即款冻尔。款者至也，至冬而花也。

集解 〔弘景曰〕第一出河北，其形如宿莼未舒者佳，其腹里有丝。次出高丽百济，其花乃似大菊花。次亦出蜀北部宕昌，而并不如。其冬月在冰下生，十二月、正月旦取之。

【气味】辛，温，无毒。

【主治】咳逆上气善喘，喉痹，诸惊痫寒热邪气。（《本经》）

消渴，喘息呼吸。（《别录》）

疗肺气心促急，热乏劳咳，连不绝，涕唾稠黏，肺痿肺痈，吐脓血。（甄权）

润心肺，益五脏，除烦消痰，洗肝明目，及中风等疾。（《大明》）

【发明】〔颂曰〕《本经》主咳逆，古方用为温肺治嗽之最。

〔宗奭曰〕有人病嗽多日，或教然款冬花三两，于无风处以笔管吸其烟，满口则咽之，数日果效。

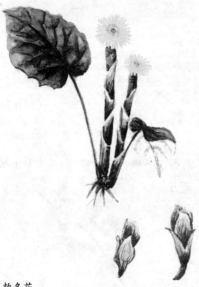

款冬花

附方

痰嗽带血。款冬花、百合（蒸焙）等分，为末。蜜丸龙眼大，每卧时嚼一丸，姜汤下。《济生方》

口中疳疮。款冬花、黄连等分，为细末，用唾津调成饼子。先以蛇床子煎汤漱口，乃以饼子敷之，少顷确住，其疮立消也。（杨诚《经验方》）

地 肤

《本经》上品

释名 地葵、地麦。

集解 〔时珍曰〕地肤嫩苗，可作蔬茹，一科数十枝，攒簇团团直上，性最柔弱，故将老时可为帚，耐用。

子

【气味】苦，寒，无毒。

【主治】膀胱热，利小便，补中益精气。久服耳目聪明，轻身耐老。（《本经》）

去皮肤中热气，使人润泽，散恶疮疝瘕，强阴。（《别录》）

【发明】〔藏器曰〕众病皆起于虚。虚而多热者，加地肤子、甘草。

附方

胁下疼痛。地肤子为末，酒服方寸匕。（《寿域神方》）

苗 叶

【气味】苦，寒，无毒。

【主治】捣汁服，主赤白痢，烧灰亦善。煎水洗目，去热暗雀盲涩痛。（《别录》）

主大肠泄泻，和气，涩肠胃，解恶疮毒。（苏颂）

煎水日服，治手足烦疼，利小便诸淋。（时珍）

【发明】〔时珍曰〕按虞抟《医学正传》云：抟兄年七十，秋间患淋，二十余日，百方不效。后得一方，取地肤草捣自然汁，服之遂通。至贱之物，有回生之功如此。

附方

物伤睛陷（瞖肉突出）。地肤（洗去土）二两，捣绞汁，每点少许，冬月以干者煮浓汁。（《圣惠方》）

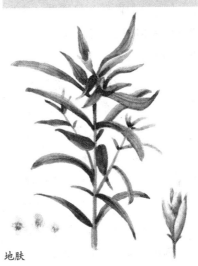

地肤

决 明

《本经》上品

释名 〔时珍曰〕此马蹄决名也，以明目之功而名。又名草决明、石决明，皆同功者。

集解 〔时珍曰〕决明有二种：一种马蹄决明，茎高三四尺，叶大于苜蓿，而本小末参，昼开夜合，两两相贴。秋开淡黄花五出，结角如初生细豇豆，长五六寸。角中子数十粒，参差相连，状如马蹄，青绿色，入眼目药最良。一种茳芒决明，《救荒本草》所谓山扁豆是也。苗茎似马蹄决明，但叶之本小末尖，正似槐叶，夜亦不合。秋开深黄花五出，结角大如小指，长二寸许。角中子成数列，状如黄葵子而扁，其色褐，味甘滑。

朱氏言：决明解蛇毒，本于此也。王旻《山居录》言：春月种决明，叶生采食，其花阴干亦可食。切忌泡茶，多食无不患风。

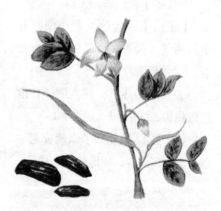

决明

子

【气味】咸，平，无毒。

【主治】青盲，目淫肤，赤白膜，眼赤痛泪出。久服益精光，轻身。（《本经》）

助肝气，益精。以水调末涂，消肿毒。又贴脑心，止鼻洪。作枕，治头风明目，胜于黑豆。（《日华》）

治肝热风眼赤泪，每旦取一匙挼净，空心吞之。百日后夜见物光。（甄权）

【发明】〔时珍曰〕《相感志》言：圃中种决明，蛇不敢入。丹溪

附方

积年失明。决明子二升为末，每食后粥饮服方寸匕。（《外台秘要》）

青盲雀目。决明一升，地肤子五两，为末。米饮丸梧子大，每米饮下二三十丸。（《普济方》）

瞿 麦

《本经》中品

释名 蘧麦、巨句麦、南天竺草。〔时珍曰〕按：陆佃解《韩诗外传》云：生于两旁谓之瞿。此麦之穗旁生故也。

集解 〔时珍曰〕石竹叶似地肤叶而尖小，又似初生小竹叶而细窄，其茎纤细有节，高尺余，梢间开花。山野生者，花大如钱，红紫色。人家栽者，花稍小而妩媚，有红白粉红紫赤斑烂数色，俗呼为洛阳花。

穗

【气味】苦，寒，无毒。

【主治】关格诸癃结，小便不通，出刺，决痈肿，明目去翳，破胎堕子，下闭血。（《本经》）

养肾气，逐膀胱邪逆，止霍乱，长毛发。（《别录》）

主五淋。（甄权）

月经不通，破血块排脓。（《大明》）

叶

【主治】痔瘘并泻血，作汤粥食。又治小儿蛔虫，及丹石药发。并眼目肿痛及肿毒，捣敷。治浸淫疮并妇人阴疮。（《大明》）

【发明】〔杲曰〕瞿麦利小便为君主之用。

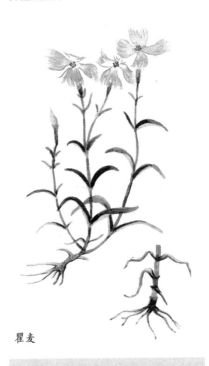

瞿麦

附方

小便石淋（宜破血）。瞿麦子捣为末，酒服方寸匕，日三服，三日当下石。（《外台秘要》）

车 前

释名 当道、芣苢、车轮菜。〔时珍曰〕按《尔雅》云：芣苢，马舄。马舄，车前。陆机《诗疏》云：此草好生道边及牛马迹中，故有车前、当道、马舄、牛遗之名。

集解〔时珍曰〕王旻《山居录》：有种车前剪苗食法，则昔人常以为蔬矣。今野人犹采食之。

子

【气味】甘，寒，无毒。

【主治】气癃止痛，利水道小便，除湿痹。久服轻身耐老。（《本经》）

男子伤中，女子淋沥不欲食，养肺强阴益精，令人有子，明目疗赤痛。（《别录》）

去风毒，肝中风热，毒风冲眼，赤痛障翳，脑痛泪出，压丹石毒，去心胸烦热。（甄权）

养肝。（萧炳）

治妇人难产。（陆机）

【发明】〔时珍曰〕按《神仙服食经》云：车前一名地衣，雷之精也。服之形化，八月采之。今车前五月子已老，而云七八月者，地气有不同尔。唐张籍诗云：开州午月车前子，作药人皆道有神。惭愧文君怜病眼，三千里外寄闲人。观此

亦以五月采开州者为良，又可见其治目之功。大抵入服食，须佐他药，如六味地黄丸之用泽泻可也。若单用则泄太过，恐非久服之物。欧阳公常得暴下病，国医不能治。夫人买市人药一贴，进之而愈。力叩其方，则车前子一味为末，米饮服二钱匕。云此药利水道而不动气，水道利则清浊分，而谷藏自止矣。

附方

久患内障。车前子、干地黄、麦门冬等分，为末。蜜丸如梧子大，服之。累试有效。（（《圣惠方》））

风热目暗（涩痛）。车前子、宣州黄连各一两，为末。食后温酒服一钱，日二服。（《圣惠方》）

草 根

【气味】甘，寒，无毒。

【主治】金疮止血，衄鼻，瘀

血，血瘕，下血，小便赤，止烦下气，除小虫。（《别录》）

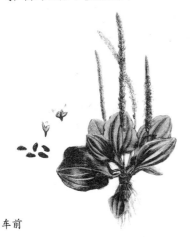

车前

附方

目赤作痛。车前草自然汁，调朴硝末，卧时涂眼胞上，次早洗去。（《圣济总录》）

小便不通。车前草一斤，水三升，煎取一升半，分三服。

小便尿血。车前（捣汁）五合，空心服。（《外台秘要》）

热痢不止。车前叶捣汁一盏，入蜜一合煎，温服。（《圣惠方》）

连　翘

《本经》下品

释名 连、异翘、旱莲子、兰华、三廉。根名连軺、折根。〔恭曰〕实似莲作房，翘出众草，故名。

集解 〔恭曰〕此物有两种：大翘，小翘。大翘生下湿地，其小翘生冈原之上。

【气味】苦，平，无毒。

【主治】通利五淋，小便不通，除心家客热。（甄权）

通小肠，排脓，治疮疖，止痛，通月经。（《大明》）

泻心火，除脾胃湿热，治中部血证，以为使。（震亨）

【发明】〔元素曰〕连翘之用有三：泻心经客热，一也；去上焦诸热，二也；为疮家圣药，三也。

〔好古曰〕手足少阳之药，治疮疡瘤瘿核有神，与柴胡同功，但分气血之异尔。与鼠粘子同用治疮疡，别有神功。

〔时珍曰〕连翘状似人心，两片合成，其中有仁甚香，乃少阴心经、厥阴包络气分主药也。诸痛痒疮皆属心火，故为十二经疮家圣药，而兼治手足少阳、手阳明三经气分之热也。

附方

项边马刀（属少阳经）。用连翘二斤，瞿麦一斤，大黄三两，甘草半两。每用一两，以水一碗半，煎七分，食后热服。十余日后，灸临泣穴二七壮，六十日决效。（张洁古《活法机要》）

翘 根

【气味】甘，寒、平，有小毒。

【主治】下热气，益阴精，令人面悦好，明目。久服轻身耐老。（《本经》）

治伤寒瘀热欲发黄。（时珍）

【发明】〔好古曰〕此即连翘根也，能下热气。故张仲景治伤寒瘀热在里，麻黄连轺赤小豆汤用之。注云：即连翘根也。

附方

痈疽肿毒。连翘草及根各一升，水一斗六升，煮汁三升服取汗。（《外台秘要》）

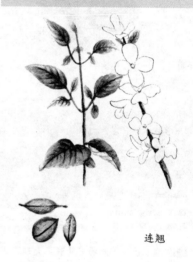

连翘

虎 杖

《别录》中品

▌**释名** 苦杖、大虫杖、斑杖、酸杖。〔时珍曰〕杖言其茎，虎言其斑也。或云一名杜牛膝者，非也。一种斑杖似蓼头者，与此同名异物。

▌**集解**〔弘景曰〕田野甚多，状如大马蓼，茎斑而叶圆。

〔保昇曰〕所在有之。生下湿地，作树高丈余，其茎赤根黄。二月、八月采根。日干。

〔颂曰〕今出汾州、越州、滁州，处

处有之。三月生苗，茎如竹笋状，上有赤斑点，初生便分枝丫。叶似小杏叶，七月开花，九月结实。南中出者，无花。根皮黑色，破开即黄，似柳根。亦有高丈余者。《尔雅》云：蓨，虎杖。郭璞注云：似荭草而粗大，有细刺，可以染赤。是也。

〔宗奭曰〕此草药也。《蜀本》言作木，高丈余者，非矣。大率毕似寒菊，然花叶茎蕊差大为异。仍茎叶有淡黑斑。六七月旋旋开花，至九月中方已。花片四出，其色如桃花，差大而外微深。陕西山麓水次甚多。

〔时珍曰〕其茎似红蓼，其叶圆似杏，其枝黄似柳，其花状似菊，色似桃花。合而观之，未尝不同也。

根

【气味】微温。

【主治】通利月水，破留血癥结。（《别录》）

治产后血运，恶血不下，心腹胀满，排脓，主疮疖痈毒，扑损瘀血，破风毒结气。（《大明》）

烧灰，贴诸恶疮，焙研炼蜜为丸，陈米饮服，治肠痔下血。（苏颂）

研末酒服，治产后瘀血血痛，及坠扑昏闷有效。（时珍）

【发明】〔权曰〕暑月以根和甘草同煎为饮，色如琥珀可爱，甚甘美。瓶置井中，令冷澈如冰，时人呼为冷饮子，啜之且尊于茗，极解暑毒。其汁染米作糜糕益美。捣末浸酒常服，破女子经脉不通。有孕人勿服。

〔时珍曰〕孙真人《千金方》治女人月经不通，腹内积聚，虚胀雷鸣，四肢沉重，亦治丈夫积聚，有虎杖煎：取高地虎杖根，剉二斛，水二石五斗，煮取一斗半，去滓，入醇酒五升，煎如饧。每服一合，以知为度。又许学士《本事方》治男妇诸般淋疾用苦杖根洗净，剉一合，以水五盏，煎一盏，去滓，入乳香、麝香少许服之。鄞县尉耿梦得，内人患沙石淋，已十三年。每漩痛楚不可忍，溺器中小便下沙石剥剥有声。百方不效，偶得此方服之，一夕而愈。乃予目击者。

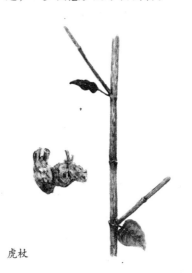

虎杖

附方

小便五淋。苦杖为末，每服二钱，用饭饮下。（《集验方》）

月水不利。虎杖三两，凌霄花、没药各一两，为末，热酒每服一钱。又方：治月经不通，腹大如瓮，气短欲死。虎杖一斤（去头曝干，切），土瓜根汁、牛膝汁二斗。水一斛，浸虎杖一宿，煎取二斗，入二汁，同煎如饧。每酒服一合，日再夜一，宿血当下。（《圣惠方》）

时疫流毒（攻手足，肿痛欲断）。用虎杖根剉，煮汁渍之。（《肘后方》）

气奔怪病。人忽遍身皮底混混如波浪声，痒不可忍，抓之血出不能解，为之气奔。以苦杖、人参、青盐、细辛各一两，作一服，水煎，细饮尽便愈。（夏子益《奇疾方》）

蒺 藜

《本经》上品

释名 茨、旁通、屈人、止行、升推。〔时珍曰〕蒺，疾也；藜，利也；茨，刺也。其刺伤人，甚疾而利也。屈人、止行，皆因其伤人也。

集解 〔时珍曰〕蒺藜叶如初生皂荚叶，整齐可爱。刺蒺藜状如赤根菜子及细菱，三角四刺，实有仁。其白蒺藜结荚长寸许，内子大如脂麻，状如羊肾而带绿色，今人谓之沙苑蒺藜。以此分别。

〔《别录》曰〕蒺藜子生冯翊平泽或道旁，七月、八月采实，曝干。

〔宗奭曰〕蒺藜有二等：一等杜蒺藜，即今之道旁布地而生者，开小黄花，结芒刺。

一种白蒺藜，出同州沙苑牧马处。子如羊内肾，大如黍粒，补肾药，今人多用。风家唯用刺蒺藜也。

子

【气味】苦，温，无毒。

【主治】恶血，破癥瘕积聚，喉痹乳难。久服长肌肉，明目轻身。（《本经》）

治诸风疬疡，疗吐脓，去燥热。（甄权）

治奔豚肾气，肺气胸膈满，催生堕胎，益精，疗水藏冷，小便多，止遗沥泄精溺血肿痛。（《大明》）

痔漏阴汗，妇人发乳带下。（苏颂）

白蒺藜

【气味】甘，温，无毒。

【主治】补肾，治腰痛泄精，虚损劳乏。（时珍）

【发明】〔时珍曰〕古方补肾治风，皆用刺蒺藜。后世补肾多用沙苑蒺藜，或以熬膏和药，恐其功亦不甚相远也。刺蒺藜炒黄去刺，磨面作饼，或蒸食，可以救荒。

> **附方**
>
> 腰脊引痛。蒺藜子捣末，蜜和丸胡豆大。酒服二丸，日三服。（《外台秘要》）
>
> 大便风秘。蒺藜子（炒）一两，猪牙皂荚（去皮，酥炙）五钱，为末。每服一钱，盐茶汤下。（《普济方》）
>
> 月经不通。杜蒺藜、当归等分，为末，米饮每服三钱。（《儒门事亲》）
>
> 面上瘢痕。蒺藜子、山栀子各一合，为末，醋和，夜涂旦洗。（《救急方》）
>
> 白癜风疾。白蒺藜子六两，生捣为末。每汤服二钱，日二服。一月绝根，服至半月，白处见红点，神效。（孙真人《食忌》）

花

【主治】阴干为末，每温酒服二三钱，治白癜风。（宗奭）

苗

【主治】煮汤，洗疥癣风疮作痒。（时珍）

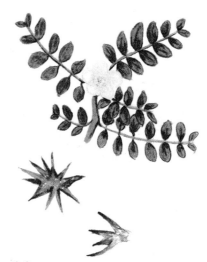

蒺藜

> **附方**
>
> 鼻流清涕。蒺藜苗二握，黄连二两，水二升，煎一升，少少灌鼻中取嚏，不过再灌。（《圣惠方》）

诸疮肿毒。蒺藜蔓洗，三寸截之，取得一斗，以水五升，煮取二升，去滓，纳铜器中，又煮取一升，纳小器中，煮如饴状，以涂肿处。（《千金方》）

蝼蛄尿疮（绕身匝即死）。以蒺藜叶捣敷之。无叶用子。（《备急方》）

谷精草

宋《开宝》

释名 戴星草、文星草、流星草。〔时珍曰〕谷田余气所生，故曰谷精。〔志曰〕白花似星，故有戴星诸名。

集解〔时珍曰〕此草收谷后，荒田中生之，江湖南北多有。一科丛生，叶似嫩谷秧。抽细茎，高四五寸。茎头有小白花，点点如乱星。九月采花，阴干。

花

【气味】辛，温，无毒。

【主治】喉痹，齿风痛，诸疮疥。（《开宝》）

头风痛，目盲翳膜，痘后生翳，止血。（时珍）

【发明】〔时珍曰〕谷精体轻性浮，能上行阳明分野。凡治目中诸病，加而用之，甚良。明目退翳之功，似在菊花之上也。

附方

小儿雀盲（至晚忽不见物）。用羯羊肝一具（不用水洗，竹刀剖开），入谷精草一撮，瓦罐煮熟，日食之，屡效。忌铁器。如不肯食，炙熟，捣作丸绿豆大。每服三十丸，茶下。（《卫生家宝方》）

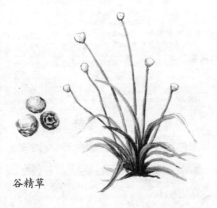

谷精草

大 黄

释名 黄良、将军、火参、肤如。〔弘景曰〕大黄，其色也。将军之号，当取其骏快也。〔杲曰〕推陈致新。如戡定祸乱，以致太平，所以有将军之号。

集解〔《别录》曰〕大黄生河西山谷及陇西。二月、八月采根，火干。

〔普曰〕生蜀郡北部或陇西。二月卷生黄赤，其叶四四相当，茎高三尺许。三月花黄，五月实黑，八月采根。根有黄汁，切片阴干。

〔弘景曰〕今采益州北部汶山及西山者，虽非河西、陇西，好者犹作紫地锦色，味甚苦涩，色至浓黑。西川阴干者胜。北部日干，亦有火干者，皮小焦不如，而耐蛀堪久。此药至劲利，粗者便不中服。

〔时珍曰〕宋祁《益州方物图》言，蜀大山中多有之，赤茎大叶，根巨若碗，药市以大者为枕，紫地锦文也。今人以庄浪出者为最，庄浪即古泾原陇西地，与《别录》相合。

根

【气味】苦，寒，无毒。

【主治】下瘀血血闭，寒热，破癥瘕积聚，留饮宿食，荡涤肠胃，推陈致新，通利水谷，调中化食，安和五脏。(《本经》)

平胃下气，除痰实，肠间结热，心腹胀满，女子寒血闭胀，小腹痛，诸老血留结。(《别录》)

通女子经候，利水肿，利大小肠，贴热肿毒，小儿寒热时疾，烦热蚀脓。(甄权)

通宣一切气，调血脉，利关节，泄壅滞水气，温瘴热疟。(《大明》)

泻诸实热不通，除下焦湿热，消宿食，泻心下痞满。(元素)

下痢赤白，里急腹痛，小便淋沥，实热燥结，潮热谵语，黄疸诸

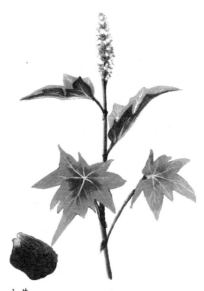

大黄

火疮。（时珍）

【发明】〔之才曰〕得芍药、黄芩、牡蛎、细辛、茯苓，疗惊恚怒，心下悸气。得消石、紫石英、桃仁，疗女子血闭。

〔宗奭曰〕张仲景治心气不足，吐血衄血，泻心汤，用大黄、黄芩、黄连。或曰心气既不足，而不用补心汤，更用泻心何也？答曰：若心气独不足，则当不吐衄也。此乃邪热因不足而客之，故令吐衄。以苦泄其热，以苦补其心，盖一举而两得之。有是证者，用之无不效。唯在量其虚实而已。

〔时珍曰〕大黄乃足太阴、手足阳明、手足厥阴五经血分之药。凡病在五经血分者，宜用之。若在气分用之，是谓诛伐无过矣。泻心汤治心气不足吐血衄血者，乃真心之气不足，而手厥阴心包络、足厥阴肝、足太阴脾、足阳明胃之邪火有余也。虽曰泻心，实泻四经血中之伏火也。又仲景治心下痞满、按之软者，用大黄黄连泻心汤主之。此亦泻脾胃之湿热，非泻心也。病发于阴而反下之，则作痞满，乃寒伤营血，邪气乘虚结于上焦。胃之上脘在于心，故曰泻心，实泻脾也。

附方

吐血衄血。治心气不足，吐血衄血者，泻心汤主之。大黄二两，黄连、黄芩各一两，水三升，煮一升，热服取利。（张仲景《金匮玉函》）

吐血刺痛。川大黄一两，为散。每服一钱，以生地黄汁一合，水半盏，煎三五沸，无时服。（《简要济众方》）

伤寒痞满。病发于阴，而反下之，心下满而不痛，按之濡，此为痞也。大黄黄连泻心汤主之。大黄二两，黄连一两，以麻沸汤二升渍之，须臾绞汁，分作二次温服。（仲景《伤寒论》）

伤寒发黄。方同上。气壮者，大黄一两，水二升，渍一宿，平旦煎汁一升，入芒硝一两，缓服，须臾当利下。（《伤寒类要》）

腰脚风气（作痛）。大黄二两，切如棋子，和少酥炒干，勿令焦，捣筛。每用二钱，空心以水三大合，入姜三片，煎十余沸，取汤调服，当下冷脓恶物，即痛止。（崔元亮《海上方》）

小儿诸热。大黄（煨熟）、

黄芩各一两，为末，炼蜜丸麻子大。每服五丸至十丸，蜜汤下。加黄连，名三黄丸。（钱氏《小儿方》）

诸痢初起。大黄（煨熟）、当归各二三钱（壮人各一两），水煎服，取利。或加槟榔。（《集简方》）

热痢里急。大黄一两，浸酒半日，煎服取利。（《集简方》）

食已即吐（胸中有火也）。大黄一两，甘草二钱半，水一升，煮半升，温服。（仲景《金匮玉函方》）

产后血块。大黄末一两，头醋半升，熬膏，丸梧子大。每服五丸，温醋化下，良久当下。（《千金方》）

口疮糜烂。大黄、枯矾等分，为末，擦之吐涎。（《圣惠方》）

打扑伤痕（瘀血滚注，或作潮热者）。大黄末，姜汁调涂。一夜，黑者紫；二夜，紫者白也。（《濒湖集简方》）

金疮烦痛（大便不利）。大黄、黄芩等分，为末，蜜丸。先食水下十丸，日三服。（《千金方》）

冻疮破烂。大黄末，水调涂之。（《卫生宝鉴》）

汤火伤灼。庄浪大黄生研，蜜调涂之。不唯止痛，又且灭瘢。此乃金山寺神人所传方。（洪迈《夷坚志》）

叶

【气味】酸，寒，无毒。

【主治】置荐下，辟虱虫。（《相感志》）

大　戟

《本经》下品

释名　邛钜、下马仙。〔时珍曰〕其根辛苦，戟人咽喉，故名。今俚人呼为下马仙，言利人甚速也。郭璞注《尔雅》云：荞，邛巨，即大戟也。

集解　〔《别录》曰〕大戟生常山。十二月采根，阴干。

〔保昇曰〕苗似甘遂而高大，叶有白汁，花黄。根似细苦参，皮黄黑，肉黄白。五月采苗，二月、八月采根用。

〔颂曰〕近道多有之。春生红芽，渐长丛高一尺以来，叶似初生杨柳，小团，三月、四月开黄紫花，团圆似杏花，又似芫荽。根似细苦参，秋冬采根阴干。淮甸出者茎圆，高三四尺，花黄，叶至心亦如百合苗。江南生者叶似芍药。

〔时珍曰〕大戟生平泽甚多。直茎高二三尺，中空，折之有白浆。叶长狭如柳叶而不团，其梢叶密攒而上。杭州紫大戟为上，江南土大戟次之。北方绵大戟色白，其根皮柔韧如绵，甚峻利，能伤人。弱者服之，或至吐血，不可不知。

根

【气味】苦，寒，有小毒。

【主治】蛊毒。十二水，腹满急痛积聚，中风皮肤疼痛，吐逆。（《本经》）

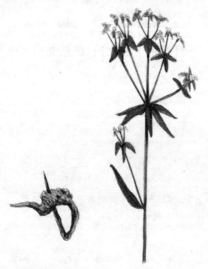

大戟

泻毒药，泄天行黄病温疟，破癥结。（《大明》）

下恶血癖块，腹内雷鸣，通月水，堕胎孕。（甄权）

治隐疹风，及风毒脚肿，并煮水，日日热淋，取愈。（苏颂）

附方

水肿喘急（水便涩及水蛊）。大戟（炒）二两，干姜（炮）半两，为散。每服三钱，姜汤下。大小便利为度。（《圣济总录》）

水病肿满（不问年月浅深）。大戟、当归、橘皮各一两（切），以水二升，煮取七合，顿服。利下水二三斗，勿怪。至重者，不过再服便瘥。禁毒食一年，永不复作。此方出张尚客。（李绛《兵部手集》）

水肿腹大（如鼓，或遍身浮肿）。用枣一斗，入锅内以水浸过，用大戟根苗盖之，瓦盆合定，煮熟，取枣无时食之，枣尽决愈。又大戟散：用大戟、白牵牛、木香等分，为末。每服一钱，以猪腰子一对，批开掺末在内，湿纸煨熟，空心食之。左则塌左，右则塌右。（张洁古《活法机要》）

牙齿摇痛。大戟咬于痛处，良。(《生生编》)

中风发热。大戟、苦参四

两，白酢浆一斗，煮熟洗之，寒乃止。(《千金方》)

甘 遂

《本经》下品

释名 甘藁、陵藁、陵泽、甘泽、重泽、苦泽、白泽、主田、鬼丑。〔时珍曰〕诸名义多未详。

集解 〔恭曰〕甘遂苗似泽漆，其根皮赤肉白，作连珠实重者良。草甘遂乃是蚤休，疗体全别，苗亦不同，俗名重台，叶似鬼臼、蓖麻，根皮白色。

根

【气味】苦，寒，有毒。

【主治】大腹疝瘕，腹满，面目浮肿，留饮宿食，破癥坚积聚，利水谷道。(《本经》)

下五水，散膀胱留热，皮中痞，热气肿满。(《别录》)

能泻十二种水疾，去痰水。(甄权)

泻肾经及隧道水湿，脚气，阴囊肿坠，痰迷癫痫，噎膈痞塞。(时珍)

【发明】〔宗奭曰〕此药专于行水，攻决为用。

〔时珍曰〕肾主水，凝则为痰饮，溢则为肿胀。甘遂能泄肾经湿气，治痰之本也。不可过服，但中病则止可也。张仲景治心下留饮，与甘草同用，取其相反而立功也。刘河间《保命集》云：凡水肿服药未全消者，以甘遂末涂腹，绕脐令满，内服甘草水，其肿便去。又王

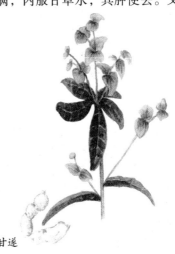

甘遂

璆《百一选方》云：脚气上攻，结成肿核，及一切肿毒。用甘遂末，水调敷肿处，即浓煎甘草汁服，其肿即散。二物相反，而感应如此。清流韩咏病脚疾用此，一服病去七八，再服而愈也。

附方

水肿腹满。甘遂（炒）二钱二分，黑牵牛一两半，为末，水煎，时时呷之。（《普济方》）

脚气肿痛（肾脏风气，攻注下部疮痒）。甘遂半两，木鳖子仁四个，为末。猪腰子一个，去皮膜，切片，用药四钱掺在内，湿纸包煨熟，空心食之，米

饮下。服后便伸两足。大便行后，吃白粥二三日为妙。（《本事方》）

痞证发热盗汗，胸背疼痛。甘遂面包，浆水煮十沸，去面，以细糠火炒黄为末。大人三钱，小儿一钱，冷蜜水卧时服。忌油腻鱼肉。（《普济方》）

麻木疼痛。万灵膏：用甘遂二两，蓖麻子仁四两，樟脑一两，捣作饼贴之。内饮甘草汤。（《摘玄方》）

耳卒聋闭。甘遂半寸，绵裹插入两耳内，口中嚼少甘草，耳卒自然通也。（《永类方》）

蓖 麻

《唐本草》

释名 〔时珍曰〕蓖亦作螕。螕，牛虱也。其子有麻点，故名蓖麻。

集解 〔时珍曰〕其茎有赤有白，中空。其叶大如瓠叶，每叶凡五尖。夏秋间桠里抽出花穗，累累黄色。每枝结实数十颗，上有刺，攒簇如猬毛而软。凡三四子合成一颗，枯时劈开，状如巴豆，壳内有子大如豆。壳有斑点，状如牛螕。再去斑壳，中有仁，娇白如续随子仁，有油可作印色及油纸。子无刺者良，子有刺者毒。

子

【气味】甘、辛，平，有小毒。

【主治】水症。以水研二十枚服之，吐恶沫，加至三十枚，三日一服，瘥则止。又主风虚寒热，身体疮痒浮肿，尸疰恶气，榨取油涂之。

（《唐本》）

治瘰疬。取子炒熟去皮，每卧时嚼服二三枚，渐加至十数枚，有效。（宗奭）

【发明】〔震亨曰〕蓖麻属阴，其性善收，能追脓取毒，亦外科要药。能出有形之滞物，故取胎产胞衣、剩骨胶血者用之。

〔时珍曰〕蓖麻仁甘辛有毒热，气味颇近巴豆，亦能利人，故下水气。其性善走，能开通诸窍经络，故能治偏风、失音口噤、口目㖞斜、头风七窍诸病，不止于出有形之物而已。

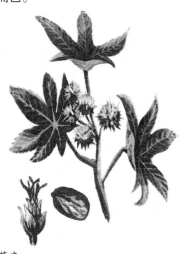

蓖麻

附方

鼻窒不通。蓖麻子仁（去皮）三百粒，大枣（去皮核）

十五枚，捣匀绵裹塞之。一日一易，三十余日闻香臭也。（《普济方》）

舌上出血。蓖麻子油纸捻，烧烟熏鼻中，自止。（《摘玄方》）

脚气作痛。蓖麻子七粒，去壳研烂，同苏合香丸贴足心，痛即止也。（《外台秘要》）

小便不通。蓖麻仁三粒，研细，入纸捻内，插入茎中即通。（《摘玄方》）

一切毒肿（痛不可忍）。蓖麻子仁捣敷，即止也。（《肘后方》）

面上雀斑。蓖麻子仁、蜜陀僧、硫黄各一钱，为末。用羊髓和匀，夜夜敷之。（《摘玄方》）

发黄不黑。蓖麻子仁，香油煎焦，去滓，三日后频刷之。（《摘玄方》）

叶

【气味】有毒。

【主治】脚气风肿不仁，蒸捣裹之，日二三易即消。又油涂炙热，熨囟上，止鼻衄，大验。（苏恭）

治痰喘咳嗽。（时珍）

附方

齁喘痰嗽。用九尖蓖麻叶三钱，入飞过白矾二钱，以猪肉四

两薄批，掺药在内，荷叶裹之，文武火煨熟。细嚼，以白汤送下。名九仙散。（《儒门事亲》方）

常山、蜀漆

《本经》下品

释名 恒山、互草、鸡屎草、鸭屎草。〔时珍曰〕恒亦常也。恒山乃北岳名，在今定州。常山乃郡名，亦今真定。岂此药始产于此得名欤？蜀漆乃常山苗，功用相同，今并为一。

集解〔《别录》曰〕常山生益州川谷及汉中。二月、八月采根，阴干。又曰，蜀漆生江林山川谷及蜀汉中，常山苗也。五月采叶，阴干。

常 山

【气味】苦，寒，有毒。

【主治】伤寒寒热，热发温疟鬼毒，胸中痰结吐逆。（《本经》）

疗鬼蛊往来，水胀，洒洒恶寒，鼠瘘。（《别录》）

治诸疟，吐痰涎，治项下瘤瘿。（甄权）

蜀 漆

【气味】辛，平，有毒。

【主治】疟及咳逆寒热，腹中癥坚痞结，积聚邪气，蛊毒鬼疰。（《本经》）

治瘴、鬼疟多时不瘥，温疟寒热，下肥气。（甄权）

破血，洗去腥，与苦酸同用，导胆邪。（元素）

【发明】〔颂曰〕常山、蜀漆为治疟之最要。不可多进，令人吐逆。

〔时珍曰〕常山、蜀漆有劫痰截疟之功，须在发散表邪及提出阳分之后。用之得宜，神效立见；用失其法，真气必伤。夫疟有六经疟、五脏疟、痰湿食积瘴疫鬼邪诸疟，须分阴阳虚实，不可一概论也。常山、蜀漆生用则上行必吐，酒蒸炒熟用则气稍缓，少用亦不致吐也。得甘草则吐，得大黄则利，得乌梅、鲮鲤甲则入肝，得小麦、竹叶则入心，得秫米、麻黄则入肺，得龙

骨、附子则入肾，得草果、槟榔则入脾。

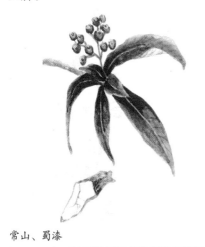

常山、蜀漆

附方

截疟诸汤。《外合秘要》：

用常山三两，浆水三升，浸一宿，煎取一升，欲发前顿服，取吐。

牝疟独寒（不热者）。蜀漆散：用蜀漆、云母（煅三日夜）、龙骨各二钱，为末。每服半钱，临发日旦一服，发前一服，酢浆水调下。温疟又加蜀漆一钱。（张仲景《金匮要略》）

牡疟独热（不冷者）。蜀漆一钱半，甘草一钱，麻黄二钱，牡蛎粉二钱，水二钟，先煎麻黄、蜀漆，去沫，入药再煎至一钟，未发前温服，得吐则止。（王焘《外台秘要》）

附 子

《本经》下品

释名 其母名乌头。〔时珍曰〕初种为乌头，象乌之头也。附乌头而生者为附子，如子附母也。乌头如芋魁，附子如芋子，盖一物也。

集解〔《别录》曰〕附子生犍为山谷及广汉。冬月采为附子，春月采为乌头。

〔恭曰〕天雄、附子、乌头，并以蜀道绵州、龙州者佳，俱以八月采造。余处虽有造得者，力弱，都不相似。江南来者，全不堪用。

〔保昇曰〕正者为乌头，两歧者为乌喙，细长三四寸者为天雄，根旁如芋散生者为附子，旁连生者为侧子，五物同出而异名。苗高二尺许，叶似石龙芮及艾。

附 子

【气味】辛，温，有大毒。

【主治】风寒咳逆邪气，温中，寒湿踒躄，拘挛膝痛，不能行步，

破癥坚积聚血瘕，金疮。（《本经》）

腰脊风寒，脚气冷弱，心腹冷痛，霍乱转筋，下痢赤白，强阴，坚肌骨，又堕胎，为百药长。（《别录》）

温暖脾胃，除脾湿肾寒，补下焦之阳虚。（元素）

除脏腑沉寒，三阳厥逆，湿淫腹痛，胃寒蛔动，治经闭，补虚散壅。（李杲）

督脉为病，脊强而厥。（好古）

治三阴伤寒，阴毒寒疝，中寒中风，痰厥气厥，柔痓癫痫，小儿慢惊，风湿麻痹，肿满脚气，头风，肾厥头痛，暴泻脱阳，久痢脾泄，寒疟瘴气，久病呕哕，反胃噎膈，痈疽不敛，久漏冷疮。合葱涕，塞耳治聋。（时珍）

乌头

即附子母。

【主治】诸风，风痹血痹，半身不遂，除寒冷，温养脏腑，去心下坚痞，感寒腹痛。（元素）

除寒湿，行经，散风邪，破诸积冷毒。（李杲）

补命门不足，肝风虚。（好古）

助阳退阴，功同附子而稍缓。（时珍）

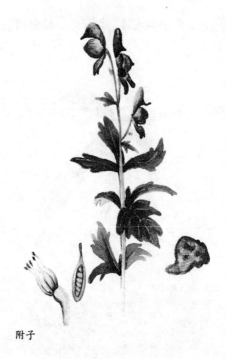

附子

【发明】〔宗奭曰〕补虚寒须用附子，风家即多用天雄，大略如此。其乌头、乌喙、附子，则量其材而用之。

〔时珍曰〕按张松《究原方》云：附子性重滞，温脾逐寒。川乌头性轻疏，温脾去风。若是寒疾即用附子，风疾即用川乌头。一云：凡人中风，不可先用风药及乌附。若先用气药，后用乌附乃宜也。又凡用乌附药，并宜冷服者，热因寒用也。盖阴寒在下，虚阳上浮。治之以寒，则阴气益甚而病增；治之以热，则拒格而不纳。热药冷饮下噬之后，冷体既消，热性便发，而病气随愈。不违其情而致大益，此反治之妙也。昔张仲景治寒疝内结，用蜜煎乌头。

附方

少阴伤寒。初得二三日，脉微细，但欲寐，小便色白者，麻黄附子甘草汤微发其汗。麻黄（去节）二两，甘草（炙）二两，附子（炮去皮）一枚，水七升，先煮麻黄去沫，纳二味，煮取三升，分作三服，取微汗。（张仲景《伤寒论》）

少阴发热。少阴病始得，反发热脉沉者，麻黄附子细辛汤发其汗。麻黄（去节）二两，附子（炮去皮）一枚，细辛二两，水一斗，先煮麻黄去沫，乃纳二味，同煮三升，分三服。（张仲景《伤寒论》）

伤寒发躁。伤寒下后，又发其汗，昼日烦躁不得眠，夜而安静，不呕不渴，无表证，脉沉微，身无大热者，干姜附子汤温之。干姜一两，生附子一枚（去皮，破作八片），水三升，煮取一升，顿服。（《伤寒论》）

中风痰厥（昏不知人，口眼㖞斜，并体虚之人患疟疾寒多者）。三生饮：用生川乌头、生附子（并去皮、脐）各半两，生南星一两，生木香二钱五分。每服五钱，生姜十片，水二盏，煎一盏，温服。（《和剂局方》）

麻痹疼痛。仙桃丸：治手足麻痹，或瘫痪疼痛，腰膝痹痛，或打扑伤损内肭，痛不可忍。生川乌（不去皮）、五灵脂各四两，威灵仙五两，洗焙为末，酒糊丸梧子大。每服七丸至十丸，盐汤下，忌茶。此药常服，其效如神。（《普济方》）

风痹肢痛（营卫不行）。川乌头二两（炮去皮），以大豆同炒，至豆汁出为度，去豆焙干，全蝎半两（焙），为末，醋醋熬稠，丸绿豆大。每温酒下七丸，日一服。（《圣惠方》）

腰脚冷痹（疼痛，有风）。川乌头三个（生），去皮脐，为散，醋调涂帛上，贴之。须臾痛止。（《圣惠方》）

头风头痛。腊月乌头一升，炒令黄，末之，以绢袋盛，浸三斗酒中，逐日温服。（《外台秘要》）

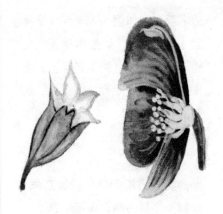

乌头

耳鸣不止（无昼夜者）。乌头（烧作灰）、菖蒲等分，为末，绵裹塞之，日再用，取效。（杨氏《产乳》）

水泄久痢。川乌头二枚，一生用，一以黑豆半合同煮熟，研丸绿豆大。每服五丸，黄连汤下。（《普济方》）

乌头附子尖

【主治】为末，茶服半钱，吐风痰癫痫。（时珍）

【发明】〔时珍曰〕乌附用尖，亦取其锐气直达病所尔，无他义也。《保幼大全》云：小儿慢脾惊风，四肢厥逆。用附子尖一个，硫黄（枣大）一个，蝎梢七个，为末，姜汁面糊丸黄米大。每服十丸，米饮下。

亦治久泻尪羸。凡用乌附，不可执为性热。审其手足冷者，轻则用汤，甚则用丸，重则用膏，候手足暖，阳气回，即为佳也。按：此方乃《和剂局方》碧霞丹变法也，非真慢脾风不可辄用，故初虞世有金虎碧霞之戒。

附方

风厥癫痫。凡中风痰厥，癫痫惊风，痰涎上壅，牙关紧急，上视搐搦，并宜碧霞丹主之。乌头尖、附子尖、蝎梢各七十个，石绿（研九度，飞过）十两，为末，面糊丸茨子大。每用一丸，薄荷汁半盏化下，更服温酒半合，须臾吐出痰涎为妙。小儿惊痫，加白僵蚕等分。（《和剂局方》）

木舌肿胀。川乌头、巴豆研细，醋调涂刷。（《集简方》）

牙痛难忍。附子尖、天雄尖、全蝎各七个，生研为末，点之。（《永类方》）

割甲成疮（连年不愈）。川乌头尖、黄柏等分，为末。洗了贴之，以愈为度。（《古今录验》）

半 夏

《本经》下品

释名 守田、水玉、地文、和姑。〔时珍曰〕《礼记·月令》：五月半夏生。盖当夏之半也，故名。守田会意，水玉因形。

集解 〔颂曰〕在处有之，以齐州者为佳。二月生苗一茎，茎端三叶，浅绿色，颇似竹叶，而生江南者似芍药叶。根下相重，上大下小，皮黄肉白。五月、八月采根，以灰裹二日，汤洗曝干。《蜀图经》云：五月采则虚小，八月采乃实大。其平泽生者甚小，名羊眼半夏。由跋绝类半夏，而苗不同。

根

【气味】辛，平，有毒。

【主治】伤寒寒热，心下坚，胸胀咳逆，头眩，咽喉肿痛，肠鸣，下气止汗。(《本经》)

消心腹胸膈痰热满结，咳嗽上气，心下急痛坚痞，时气呕逆，消痈肿，疗痿黄，悦泽面目，堕胎。(《别录》)

治吐食反胃，霍乱转筋，肠腹冷，痰疟。(《大明》)

治寒痰，及形寒饮冷伤肺而咳，消胸中痞、膈上痰，除胸寒，和胃气，燥脾湿，治痰厥头痛，消肿散结。(元素)

除腹胀，目不得瞑，白浊梦遗带下。(时珍)

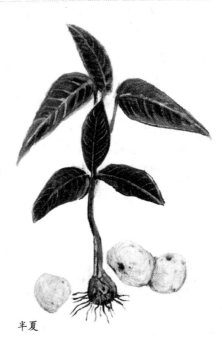

半夏

附方

呕吐反胃。大半夏汤：半夏三升，人参三两，白蜜一升，水一斗二升和，扬之一百二十遍。煮取三升半，温服一升，日再服。亦治膈间支饮。(《金匮要略》)

小儿吐泻(脾胃虚寒)。齐

州半夏（泡七次）、陈粟米各一钱半，姜十片，水盏半，煎八分，温服。（钱乙《小儿》）

小儿腹胀。半夏末少许，酒和丸粟米大。每服二丸，姜汤下。不瘥，加之。或以火炮研末，姜汁调贴脐，亦佳。（《子母秘录》）

伏暑引饮（脾胃不利）。消暑丸：用半夏醋煮一斤，茯苓半斤，生甘草半斤，为末，姜汁面糊丸梧子大。每服五十丸，热汤下。（《和剂局方》）

白浊梦遗。半夏一两，洗十次，切破，以木猪苓二两，同炒黄，出火毒，去猪苓，入煅过牡蛎一两，以山药糊丸梧子大。每服三十丸，茯苓汤送下。肾气闭而一身精气无所管摄，妄行而遗者，宜用此方。盖半夏有利性，猪苓导水，使肾气通也。与下元虚惫者不同。（许学士《本事方》）

面上黑气。半夏焙研，米醋调敷。不可见风，不计遍数，从早至晚，如此三日，皂角汤洗下，面莹如玉也。（《摘玄方》）

曼陀罗花

《纲目》

释名 风茄儿、山茄子。〔时珍曰〕《法华经》言：佛说法时，天雨曼陀罗花。又道家北斗有陀罗星使者，手执此花，故后人因以名花。

集解 〔时珍曰〕曼陀罗生北土，人家亦栽之。春生夏长，独茎直上，高四五尺，生不旁引，绿茎碧叶，叶如茄叶。

花 子

【气味】辛，温，有毒。

【主治】诸风及寒湿脚气，煎汤洗之。又主惊痫及脱肛，并入麻

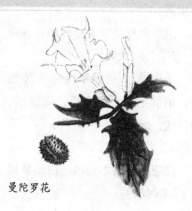

曼陀罗花

药。（时珍）

【发明】〔时珍曰〕相传此花笑采酿酒饮，令人笑；舞采酿酒饮，令人舞。予尝试之，饮须半酣，更令一人或笑或舞引之，乃验也。八月采此花，七月采火麻子花，阴干，等分为末。热酒调服三钱，少顷昏昏如醉。割疮灸火，宜先服此，则不觉苦也。

面上生疮。曼陀罗花，晒干研末，少许贴之。（《卫生易简方》）

大肠脱肛。曼陀罗子（连壳）一对，橡斗十六个，同剉，水煎三五沸，入朴硝少许，洗之。（《儒门事亲》）

小儿慢惊。曼陀罗花七朵（重一字），天麻二钱半，全蝎（炒）十枚，天南星（炮）、丹砂、乳香各二钱半，为末。每服半钱，薄荷汤调下。（《御药院方》）

羊踯躅

《本经》下品

释名 黄踯躅、黄杜鹃、羊不食草、闹羊花、惊羊花、老虎花、玉枝。〔弘景曰〕羊食其叶，踯躅而死，故名。闹当作恼。恼，乱也。

集解 〔《别录》曰〕羊踯躅生太行山川谷及淮南山。三月采花，阴干。

〔弘景曰〕近道诸山皆有之。花苗似鹿葱，不可近眼。

〔恭曰〕花亦不似鹿葱，正似旋花色黄者也。

〔颂曰〕所在有之。春生苗似鹿葱，叶似红花，茎高三四尺。夏开花似凌霄花、山石榴辈，正黄色，羊食之则死，今岭南、蜀道山谷遍生，皆深红色如锦绣。然或云此种不入药。

〔时珍曰〕韩保昇所说似桃叶者最的。其花五出，蕊瓣皆黄，气味皆恶。苏颂所谓深红色者，即山石榴名红踯躅者，无毒，与此别类。张揖《广雅》谓踯躅一名决光者，误矣。决光，决明也。按唐《李绅文集》言：骆谷多山枇杷，毒能杀人，其花明艳，与杜鹃花相似，樵者识之。其说似羊踯躅，未知是否？要亦其类耳。

花

【气味】辛，温，有大毒。

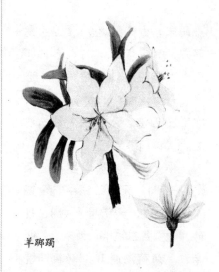

羊踯躅

【主治】贼风在皮肤中淫淫痛，温疟恶毒诸痹。（《本经》）

【发明】〔颂曰〕古之大方多用踯躅。如胡洽治时行赤散，及治五嗽四满丸之类，并治风诸酒方皆杂用之。又治百病风湿，鲁王酒中亦用踯躅花。今医方捋脚汤中多用之。南方治蛊毒下血，有踯躅花散，云甚胜。

〔时珍曰〕此物有大毒，曾有人以其根入酒饮，遂至于毙也。

附方

风湿痹痛（手足身体收摄不遂，肢节疼痛，言语蹇涩）。踯躅花酒拌蒸一炊久，晒干为末。每以牛乳一合，酒二合，调服五分。（《圣惠方》）

风虫牙痛。踯躅一钱，草乌头二钱半，为末，化腊丸豆大。绵包一丸，咬之，追涎。（《海上仙方》）

海 芋

《纲目》

释名 观音莲、羞天草、天荷、隔河仙。

集解〔时珍曰〕海芋生蜀中，今亦处处有之。春生苗，高四五尺。大叶如芋叶而有干。夏秋间，抽茎开花，如一瓣莲花，碧色。花中有蕊，长作穗，如观音像在圆光之状，故俗呼为观音莲。方士号为隔河仙，云可变金。其根似芋魁，大者如升碗，长六七寸，盖野芋之类也。《庚辛玉册》云：羞天草，阴草也。生江广深谷涧边。其叶极大，可以御雨，叶背紫色。花如莲花。根叶皆有大毒。可煅粉霜、朱砂。小者名野芋。

【气味】辛，有大毒。

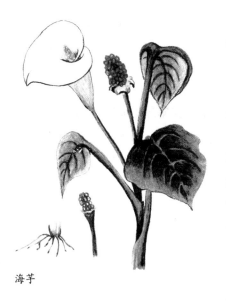

海芋

【主治】疟瘴毒肿风癞。伏砒砂。（时珍）

【附录】透山根。

〔时珍曰〕按《峒嵝神书》云：透山根生蜀中山谷。草类蘼芜，可以点铁成金。昔有人采药，误斫此草，刀忽黄软成金也。又《庚辛玉册》云：透山根出武都。取汁点铁，立成黄金。有大毒，人误食之，化为紫水。又有金英草，亦生蜀中。状如马齿苋而色红，模铁成金。亦有大毒，入口杀人，须臾为紫水也。

芫 花

《本经》下品

释名 杜芫、赤芫、去水、毒鱼、头痛花、儿草、败华。根名黄大戟、蜀桑。〔时珍曰〕芫或作杬，其义未详。去水言其功，毒鱼言其性，大戟言其似也。俗人因其气恶，呼为头痛花。《山海经》云"首山其草多芫"，是也。

集解 〔《别录》曰〕芫花生淮源川谷。三月三日采花，阴干。

〔颂曰〕在处有之。宿根旧枝茎紫，长一二尺。根入土深三五寸，白色，似榆根。春生苗叶，小而尖，似杨柳枝叶。二月开紫花，颇似紫荆而作穗，又似藤花而细。今绛州出者花黄，谓之黄芫花。

〔时珍曰〕顾野王《玉篇》云：杬木出豫章，煎汁藏果及卵不坏。洪迈《容斋随笔》云：今饶州处处有之。茎干不纯是木。

小人争斗者，取叶接擦皮肤，辄作赤肿如被伤，以诬人。至和盐擦卵，则又染其外若赭色也。

【气味】辛，温，有小毒。

【主治】咳逆上气，喉鸣喘，咽肿短气，蛊毒鬼疟，疝瘕痈肿。杀虫鱼。（《本经》）

消胸中痰水，喜唾，水肿，五

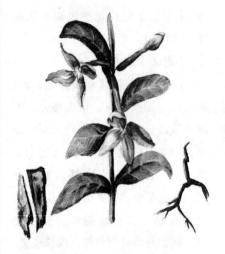

芫花

三经所主，有五脏六腑十二经之部分。上而头，中而四肢，下而腰脚；外而皮毛，中而肌肉，内而筋骨。脉有尺寸之殊，浮沈之别。不可轻泻。当知病在何经何脏，方可用之。若误投之，则害深矣。芫花与甘草相反，而胡洽居士方，治痰癖饮癖，以甘遂、大戟、芫花、大黄、甘草同用。盖欲其大吐以泄湿，相反而相激也。

水在五脏皮肤及腰痛，下寒毒肉毒。根：疗疥疮。可用毒鱼。（《别录》）

治心腹胀满，去水气寒痰，涕唾如胶，通利血脉，治恶疮风痹湿，一切毒风，四肢挛急，不能行步。（甄权）

【发明】〔时珍曰〕张仲景治伤寒太阳证，表不解，心下有水气，干呕发热而咳，或喘或利者，小青龙汤主之。若表已解，有时头痛出汗，不恶寒，心下有水气，干呕，痛引两胁，或喘或咳者，十枣汤主之。芫花、大戟、甘遂之性，逐水泄湿，能直达水饮窠囊隐僻之处。但可徐徐用之，取效甚捷。不可过剂，泄人真元也。

〔好古曰〕水者，肺、肾、脾

暴伤寒冷（喘嗽失音）。取芫花连根一虎口，切曝干，令病人以荐自裹。舂令灰飞扬，入其七孔中。当眼泪出，口鼻皆辣，待芫根尽乃止。病即愈。（《古今录验》）

干呕胁痛。伤寒有时头痛，心下痞满，痛引两胁，干呕短气，汗出不恶寒者，表解里未和也，十枣汤主之。芫花（熬）、甘遂、大戟各等分，为散。以大枣十枚，水一升半，煮取八合，去滓纳药。强人服一钱，赢人半钱，平旦服之，当下利病除。如不除，明旦更服。（仲景《伤寒论》）

菟丝子

释名 菟缕、菟蘽、菟芦、火焰草、野狐丝、金线草。〔时珍曰〕毛诗注：女萝即菟丝。吴普《本草》：菟丝一名松萝。陆佃言：在木为女萝，在草为菟丝，二物殊别，皆由《尔雅》释《诗》误以为一物故也。

集解 〔《别录》曰〕菟丝子生朝鲜川泽田野，蔓延草木之上。九月采实，曝干。色黄而细者为赤网，色浅而大者为菟蘽。功用并同。

〔弘景曰〕田野墟落中甚多，皆浮生蓝、纻、麻、蒿上。其实仙经、俗方并以为补药，须酒浸一宿用，宜丸不宜煮。

〔《大明》曰〕苗茎似黄丝，无根株，多附田中，草被缠死，或生一丛如席阔。开花结子不分明，子如碎黍米粒，八月、九月以前采之。

〔时珍曰〕按宁献王《庚辛玉册》云：火焰草即菟丝子，阳草也。多生荒园古道。其子入地，初生有根，及长延草物，其根自断。无叶有花，白色微红，香亦袭人。结实如秕豆而细，色黄，生于梗上尤佳，唯怀孟林中多有之，入药更良。

子

【气味】辛、甘、平，无毒。

【主治】续绝伤，补不足，益气力，肥健人。（《本经》）

养肌强阴，坚筋骨，主茎中寒，精自出，溺有余沥，口苦燥渴，寒血为积。久服明目轻身延年。（《别录》）

补五劳七伤，治鬼交泄精，尿血，润心肺。（《大明》）

【发明】〔敩曰〕菟丝子禀中和凝正阳之气，一茎从树感枝而成，从中春上阳结实，故偏补人卫气，助人筋脉。

〔颂曰〕《抱朴子》仙方单服法：取实一斗，酒一斗浸，曝干再浸又曝，令酒尽乃止，捣筛。每酒服二钱，日二服。此药治腰膝去风，兼能明目。久服令人光泽，老变为少。

附方

消渴不止。菟丝子煎汁，任意饮之，以止为度。（《事林广记》）

阳气虚损。用菟丝子、熟地黄等分，为末，酒糊丸梧子大。每服五十丸。气虚，人参汤下；气逆，沉香汤下。（《简便方》）

白浊遗精。菟丝子五两，白茯苓三两，石莲肉二两，为末，酒糊丸梧子大。每服三五十丸，空心盐汤下。(《和剂局方》)

小便淋沥。菟丝子煮汁饮。(《范汪方》)

腰膝疼痛或顽麻无力。菟丝子洗一两，牛膝一两，同入银器内，酒浸过一寸，五日，曝干为末，将原酒煮糊丸梧子大。每空心酒服三二十丸。(《经验后方》)

肝伤目暗。菟丝子三两，酒浸三日，曝干为末，鸡子白和丸梧子大。空心温酒下二十丸。(《圣惠方》)

谷道赤痛。菟丝子熬黄黑，为末，鸡子白和涂之。(《肘后方》)

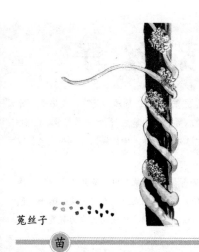

菟丝子

苗

【气味】甘，平，无毒。

【主治】挪碎煎汤，浴小儿，疗热痱。(弘景)

附方

面疮粉刺。菟丝子苗，绞汁涂之，不过三上。(《肘后方》)

小儿头疮。菟丝苗，煮汤频洗之。(《子母秘录》)

五味子

《本经》上品

释名 玄及、会及。〔恭曰〕五味，皮肉甘、酸，核中辛、苦，都有咸味，此则五味具也。

集解 〔《别录》曰〕五味子生齐山山谷及代郡。八月采实，阴干。

〔颂曰〕今河东、陕西州郡尤多，杭越间亦有之。春初生苗，引赤蔓于高木，其长六七尺。叶尖圆似杏叶。三、四月开黄白花，类莲花状。七月成实，丛生茎端，如豌豆许大，生青熟红紫，入药生曝不去子。今有数种，大抵相近。雷敩言小颗皮皱泡者，有白扑盐霜一重，其味酸咸苦辛甘皆全者为真也。

〔时珍曰〕五味今有南北之分，南产者色红，北产者色黑，入滋补药必用北产者乃良。亦可取根种之，当年就旺；若二月种子，次年乃旺，须以架引之。

【气味】酸，温，无毒。

【主治】益气，咳逆上气，劳伤羸瘦，补不足，强阴，益男子精。（《本经》）

养五脏，除热，生阴中肌。（《别录》）

治中下气，止呕逆，补虚劳，令人体悦泽。（甄权）

明目，暖水脏，壮筋骨，治风消食，反胃霍乱转筋，痃癖奔豚冷气，消水肿心腹气胀，止渴，除烦热，解酒毒。（《大明》）

生津止渴，治泻痢，补元气不足，收耗散之气，瞳子散大。（李杲）

治喘咳燥嗽，壮水镇阳。（好古）

【发明】〔成无己曰〕肺欲收，急食酸以收之，以酸补之。芍药、五味之酸，以收逆气而安肺。

〔杲曰〕收肺气，补气不足，升也。酸以收逆气，肺寒气逆，则宜此与干姜同治之。又五味子收肺

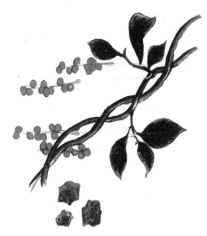

五味子

气，乃火热必用之药，故治嗽以之为君。但有外邪者不可骤用，恐闭其邪气，必先发散而后用之乃良。有痰者，以半夏为佐；喘者，阿胶为佐，但分两少不同耳。

〔宗奭曰〕今华州以西至秦多产之。方红熟时，彼人采得，蒸烂，研滤汁，熬成稀膏，量酸甘入蜜炼匀，待冷收器中。肺虚寒人，作汤时时饮之。作果可以寄远。《本经》言其性温，今食之多致虚热，小儿益甚。《药性论》谓其除热气，《日华子》谓其暖水脏，除烦热，后学至此多惑。今既用治肺虚寒，则更不取其除热之说。

〔元素曰〕孙真人《千金月令》言：五月常服五味，以补五脏之气。遇夏月季夏之间，困乏无力，无气

以动。与黄芪、人参、麦门冬，少加生黄柏，煎汤服之。使人精神顿加，两足筋力涌出也。盖五味子之酸，辅人参，能泻丙火而补庚金，收敛耗散之气。

〔好古曰〕张仲景八味丸，用此补肾，亦兼述类象形也。

附方

久咳不止。《丹溪方》：用五味子五钱，甘草一钱半，五倍子、风化消各二钱，为末，干噙。《摄生方》：用五味子一两，真茶四钱，晒研为末。以甘草五钱煎膏，丸绿豆大。每服三十丸，沸汤下，数日即愈也。

痰嗽并喘。五味子、白矾等分，为末。每服三钱，以生猪肺炙熟，蘸末细嚼，白汤下。汉阳库兵黄六病此，百药不效。于岳阳遇一道人传此，两服，病遂不发。（《普济方》）

久咳肺胀。五味二两，粟壳（白饧炒过）半两，为末，白饧丸弹子大。每服一丸，水煎服。（《卫生家宝方》）

覆 盆 子

《别录》上品

释名 西国草、毕楞伽、大麦莓。

集解〔时珍曰〕蓬藟子以八、九月熟，故谓之割田藨。覆盆以四、五月熟，故谓之插田藨，正与《别录》五月采相合。二藨熟时色皆乌赤，故能补肾。其四五月熟而色红者，乃藨田藨也，不入药用。陈氏所谓以茅莓当覆盆者，盖指此也。

【气味】甘，平，无毒。

【主治】益气轻身，令发不白。（《别录》）

补虚续绝，强阴健阳，悦泽肌肤，安和五脏，温中益力，疗痨损风虚，补肝明目。并宜捣筛，每旦水服三钱。（马志）

男子肾精虚竭，阴痿能令坚长。女子食之有子。（权）

食之令人好颜色。榨汁涂发不白。（藏器）

益肾脏，缩小便，取汁同少蜜煎为稀膏，点服，治肺气虚寒。（宗奭）

【发明】〔时珍曰〕覆盆、蓬蘽，功用大抵相近，虽是二物，其实一类而二种也。一早熟，一晚熟，兼用无妨，其补益与桑椹同功。若树莓则不可混采者也。

附方

阳事不起。覆盆子，酒浸焙研为末，每旦酒服三钱。（《集简方》）

叶

【气味】微酸、咸，平，无毒。

【主治】挼绞取汁，滴目中，去肤赤，出虫如丝线。（藏器）

【发明】〔颂曰〕按崔元亮《海上集验方》：治目暗不见物，冷泪浸淫不止，及青盲、天行目暗等疾。取西国草，一名华楞伽，一名覆盆子，日曝干，捣极细，以薄绵裹之，用饮男乳汁浸，如人行八九里久。用点目中，即仰卧。不过三四日，视物如少年。禁酒、面、油物。

〔时珍曰〕按洪迈《夷坚志》云：潭州赵太尉家乳母病烂弦痕眼二十年。有老妪云：此中有虫，吾当除之。入山取草蔓叶，咀嚼，留汁入筒中。还以皂纱蒙眼，滴汁渍下弦。转盼间虫从纱上出，数日下弦干。复如法滴上弦，又得虫数十而愈。后以治人多验，乃覆盆子叶也，盖治眼妙品。

附方

牙痛点眼。用覆盆子嫩叶捣汁，点目眦三四次，有虫随眵泪出成块也。无新叶，干者煎浓汁亦可。即大麦莓也。（《摘玄方》）

臁疮溃烂。覆盆叶为末。用酸浆水洗后掺之，日一次，以愈为度。（《直指方》）

根

【主治】痘后目翳，取根洗捣，澄粉日干，蜜和少许，点于翳丁上，日二三次自散。百日内治之，久即难疗。（时珍）

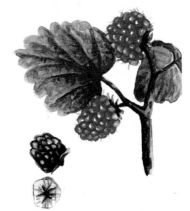

覆盆子

牵牛子

《别录》下品

释名 黑丑、草金铃、盆甑草、狗耳草。〔时珍曰〕近人隐其名为黑丑，白者为白丑，盖以丑属牛也。金铃象子形，盆甑、狗耳象叶形。

集解〔时珍曰〕牵牛有黑白二种：黑者处处野生尤多。其蔓有白毛，断之有白汁。叶有三尖，如枫叶。花不作瓣，如旋花而大。其实有蒂裹之，生青枯白。白者人多种之。其蔓微红，无毛有柔刺，断之有浓汁。叶圆有斜尖，并如山药茎叶。其花小于黑牵牛花，浅碧带红色。其实蒂长寸许，生青枯白。

子

【气味】苦，寒，有毒。

【主治】下气，疗脚满水肿，除风毒，利小便。（《别录》）

治痃癖气块，利大小便，除虚肿，落胎。（甄权）

取腰痛，下冷脓，泻蛊毒药，并一切气壅滞。（《大明》）

和山茱萸服，去水病。（孟诜）

除气分湿热，三焦壅结。（李杲）

逐痰消饮，通大肠气秘风秘，杀虫，达命门。（时珍）

【发明】〔杲曰〕牵牛非《神农》药也。《名医注续》云：味苦寒，能除湿气，利小便，治下注脚气。此说气味主治俱误矣。何也？

凡用牵牛，少则动大便，多则泄下如水，乃泻气之药。其味辛辣，久嚼猛烈雄壮，所谓苦寒安在哉？夫湿者水之别称，有形者也。若肺先受湿，湿气不得施化，致大小便不通，则宜用之。盖牵牛感南方热火之化所生，火能平金而泄肺，湿去则气得周流。所谓五脏有邪，更相平也。今不问有湿无湿，但伤食或有热证，俱用牵牛克化之药，岂不误哉？况牵牛止能泄气中之湿热，不能除血中之湿热。湿从下受之，下焦主血，血中之湿，宜苦寒之味，反以辛药泄之，伤人元气。

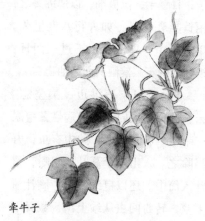

牵牛子

附方

一切积气（宿食不消）。黑牵牛（头为末）四两，用萝卜剜空，安末盖定，纸封蒸熟取出，入白豆蔻末一钱，捣丸梧子大。每服一二十丸，白汤下。名顺气丸。（《普济方》）

大便不通。《简要方》：用牵牛子（半生半熟），为末。每服二钱，姜汤下。未通，再以茶服。一方：加大黄等分。一方：加生槟榔等分。

小儿腹胀（水气流肿，膀胱实热，小便赤涩）。牵牛生研一钱，青皮汤空心下。一加木香减半，丸服。（郑氏《小儿方》）

面上粉刺。黑牵牛末对入面脂药中，日日洗之。（《圣惠方》）

面上雀斑。黑牵牛末，鸡子清调，夜敷王旦洗。（《摘玄方》）

小儿夜啼。黑牵牛末一钱，水调，敷脐上，即止。（《生生编》）

营实、墙蘼

《本经》上品

释名 蔷薇、山棘、牛棘、牛勒。〔时珍曰〕此草蔓柔蘼，依墙援而生，故名墙蘼。其茎多棘刺勒人，牛喜食之，故有山刺、牛勒诸名。其子成簇而生，如营星然，故谓之营实。

集解 〔弘景曰〕营实即墙蘼子也，以白花者为良。茎叶可煮作饮，其根亦可煮酿酒。

〔时珍曰〕蔷薇野生林堑间。春抽嫩蕻，小儿掐去皮刺食之。既长则成丛似蔓，而茎硬多刺。小叶尖薄有细齿。四、五月开花，四出，黄心，有白色、粉红二者。结子成簇，生青熟红。其核有白毛，如金樱子核，八月采之。根采无时。人家栽玩者，茎粗叶大，延长数丈。花亦厚大，有白、黄、红、紫数色。花最大者名佛见笑，小者名木香，皆香艳可人，不入药用。

营　实

【气味】酸，温，无毒。

【主治】痈疽恶疮，结肉跌筋，败疮热气，阴蚀不瘳，利关节。（《本经》）

治上焦有热，好瞑。（时珍）

眼热昏暗。营实、枸杞子、地肤子各二两，为末。每服三钱，温酒下。（《圣惠方》）

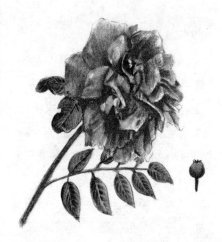

营实、墙蘼

根

【气味】苦，涩，冷，无毒。

【主治】止泄痢腹痛，五脏客热，除邪逆气，疽癞诸恶疮，金疮伤挞，生肉复肌。（《别录》）

治热毒风，除邪气，止赤白痢，肠风泻血，通结血，治牙齿痛，小儿疳虫肚痛，痈疽疥癣。（《大明》）

头疮白秃。（甄权）

除风热湿热，缩小便，止消渴。（时珍）

【发明】〔时珍曰〕营实、蔷薇根，能入阳明经，除风热湿热，生肌杀虫，故痈疽疮癣古方常用，而泄痢、消渴、遗尿、好瞑，亦皆阳明病也。

消渴尿多。蔷薇根一把，水煎，日服之。（《千金方》）

小便失禁。蔷薇根煮汁饮，或为末酒服。野生白花者更良。（《圣惠方》）

口舌糜烂。蔷薇根，避风打去土，煮浓汁，温含冷吐。冬用根皮，夏用枝叶。口疮日久，延及胸中生疮，三年已上不瘥者，皆效。（《千金方》）

箭刺入肉。脓囊不出。以蔷薇根末掺之服。鼠扑十日即穿皮出也。（《外台秘要》）

骨哽不出。蔷薇根末。水服方寸匕，日三。（《外台秘要》）

 叶

【主治】下疳疮。焙研，洗敷之。黄花者更良。（《摄生方》）

瓜蒌

《本经》中品

释名 果蠃、栝楼、天瓜、黄瓜、地楼、泽姑。根名白药、天花粉、瑞雪。〔时珍曰〕蠃与蓏同。许慎云：木上曰果，地下曰蓏。此物蔓生附木，故得兼名。

集解〔时珍曰〕其根直下生，年久者长数尺。秋后掘者结实有粉。夏月掘者有筋无粉，不堪用。

实

【气味】苦，寒，无毒。

【主治】胸痹，悦泽人面。（《别录》）

润肺燥，降火，治咳嗽，涤痰结，利咽喉，止消渴，利大肠，消痈肿疮毒。（时珍）

【发明】〔时珍曰〕张仲景治胸痹痛引心背，咳唾喘息，及结胸满痛，皆用瓜蒌实。乃取其甘寒不犯胃气，能降上焦之火，使痰气下降也。成无已不知此意，乃云苦寒以泻热。盖不尝其味原不苦，而随文附会尔。

附方

小儿黄疸（眼黄脾热）。用青瓜蒌焙研。每服一钱，水半盏，煎七分，卧时服。五更泻下黄物，立可。名逐黄散。（《普济方》）

小便不通（腹胀）。用瓜蒌焙研。每服二钱，热酒下。频服，以通为度。绍兴刘驻云：魏明州病此，御医用此方治之，得效。（《圣惠方》）

风疮疥癫。生瓜蒌一二个打碎，酒浸一日夜。热饮。（曜仙《乾坤秘韫》）

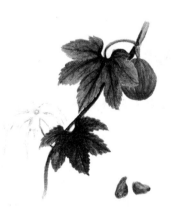

瓜蒌

根

【气味】苦，寒，无毒。

【主治】消渴身热，烦满大热，补虚安中，续绝伤。（《本经》）

除肠胃中痼热，八疸身面黄，唇干口燥短气，止小便利，通月水。（《别录》）

治热狂时疾，通小肠，消肿毒，乳痈发背，痔瘘疮疖，排脓生肌长肉，消扑损瘀血。（《大明》）

【发明】〔时珍曰〕瓜蒌根味甘（微苦酸）。其茎叶味酸。酸能生津，感召之理，故能止渴润枯。微苦降火，甘不伤胃。昔人只言其苦寒，似未深察。

附方

小儿发黄（皮肉面目皆黄）。用生瓜蒌根捣取汁二合，蜜二大匙和匀。暖服，日一服。（《广利方》）

虚热咳嗽。天花粉一两，人参三钱，为末。每服一钱，米汤下。（《集简方》）

耳聋未久。瓜蒌根三十斤细切，以水煮汁，如常酿酒，久服甚良。（《肘后方》）

茎 叶

【气味】酸，寒，无毒。

【主治】中热伤暑。（《别录》）

葛

《本经》中品

■释名 鸡齐、鹿藿、黄斤。〔时珍曰〕葛从曷，谐声也。鹿食九草，此其一种，故曰鹿藿。黄斤未详。

■集解〔《别录》曰〕葛根生汶山川谷，五月采根，曝干。

〔弘景曰〕即今之葛根，人皆蒸食之。当取入土深大者，破而日干之。南康、庐陵间最胜，多肉而少筋，甘美，但为药不及耳。

〔恭曰〕葛虽除毒，其根入土五六寸已上者，名葛脰，脰者颈也。服之令人吐，以有微毒也。《本经》葛谷，即是其实也。

〔时珍曰〕葛有野生，有家种。其蔓延长，取治可作绤绤。其根外紫内白，长者七八尺。其叶有三尖，如枫叶而长，面青背淡。其花成穗，累累相缀，红紫色。其荚如小黄豆荚，亦有毛。其子绿色，扁扁如盐梅子核，生嚼腥气，八、九月采之。《本经》所谓葛谷是也。唐苏恭亦言葛谷是实，而宋苏颂谓葛花不结实，误矣。其花晒干亦可炸食。

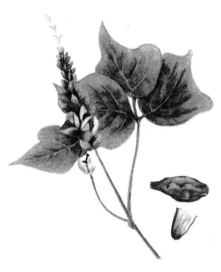

葛

葛 根

【气味】甘、辛，平，无毒。

【主治】消渴，身大热，呕吐，诸痹，起阴气，解诸毒。（《本经》）

疗伤寒中风头痛，解肌发表出汗，开腠理，疗金疮，止胁风痛。（《别录》）

治天行上气呕逆，开胃下食，解酒毒。（甄权）

治胸膈烦热发狂，止血痢，通小肠，排脓破血。敷蛇虫啮，署毒箭伤。（《大明》）

作粉：止渴，利大小便，解酒，去烦热，压丹石，敷小儿热疮。捣汁饮：治小儿热痞。（《开宝》）

散郁火。（时珍）

【发明】〔时珍曰〕《本草十剂》云：轻可去实，麻黄、葛根之属。盖麻黄乃太阳经药，兼入肺经，肺主皮毛；葛根乃阳明经药，兼入脾经，脾主肌肉。所以二味药皆轻扬发散，而所入迥然不同也。

附方

数种伤寒。庸人不能分别，今取一药兼治。葛根四两，水二升，入豉一升，煮取半升服。捣生根汁尤佳。（《伤寒类要》）

时气头痛（壮热）。生葛根洗净，捣汁一大盏，豉一合，煎六分，去滓分服，汗出即瘥。未汗再服。若心热，加栀子仁十枚。（《圣惠方》）

伤寒头痛（二三日发热者）。葛根五两，香豉一升，以童子小便八升，煎取二升，分三服。食葱豉粥取汗。（《梅师方》）

葛 谷

【气味】甘，平，无毒。

【主治】下痢十岁已上。（《本经》）

解酒毒。（时珍）

葛花

【气味】同谷。

【主治】消酒。(《别录》)

肠风下血。(时珍)

叶

【主治】金疮止血，捣敷之。(《别录》)

蔓

【主治】卒喉痹。烧研，水服方寸匕。(苏恭)

消痈肿。(时珍)

附方

疗子初起。葛蔓烧灰，水调敷之，即消。(《千金方》)

天 门 冬

《本经》上品

释名 颠棘、天棘、万岁藤。〔时珍曰〕草之茂者为薔，俗作门。此草蔓茂，而功同麦门冬，故曰天门冬，或曰天棘。

集解 〔时珍曰〕生苗时，亦可以沃地栽种。子亦堪种，但晚成。

根

【气味】苦，平，无毒。

【主治】诸暴风湿偏痹，强骨髓，杀三虫，去伏尸。久服轻身益气延年，不饥。(《本经》)

保定肺气，去寒热，养肌肤，利小便，冷而能补。(《别录》)

肺气咳逆，喘息促急，肺萎生痈吐脓，除热，通肾气，止消渴，去热中风，治湿疥，宜久服。煮食之，令人肌体滑泽白净，除身上一切恶气不洁之疾。(甄权)

镇心，润五脏，补五劳七伤，吐血，治嗽消痰，去风热烦闷。(《大明》)

主心病，嗌干心痛，渴而欲饮，痿蹶嗜卧，足下热而痛。(好古)

润燥滋阴，清金降火。(时珍)

阳事不起，宜常服之。(思邈)

【发明】〔元素曰〕苦以泄滞血，甘以助元气，及治血妄行，此天门冬之功也。保定肺气，治血热侵肺，上气喘促，宜加人参、黄芪为主，用之神效。

〔嘉谟曰〕天、麦门冬并入手太

阴，驱烦解渴，止咳消痰。而麦门冬兼行手少阴，清心降火，使肺不犯邪，故止咳立效。天门冬复走足少阴，滋肾助元，全其母气，故清痰殊功。盖肾主津液，燥则凝而为痰，得润剂则化，所谓治痰之本也。

〔好古曰〕入手太阴、足少阴经。营卫枯涸，宜以湿剂润之。二门冬、人参、五味、枸杞子同为生脉之剂，此上焦独取寸口之意。

〔赵继宗曰〕五药虽为生脉之剂，然生地黄、贝母为天门冬之使，地黄、车前为麦门冬之使，茯苓为人参之使。若有君无使，是独行无功也。故张三丰与胡濙尚书长生不老方，用天门冬三斤，地黄一斤，乃有君而有使也。

〔时珍曰〕天门冬清金降火，益水之上源，故能下通肾气，入滋补方合群药用之有效。若脾胃虚寒人，单饵既久，必病肠滑，反成痼疾。此物性寒而润，能利大肠故也。

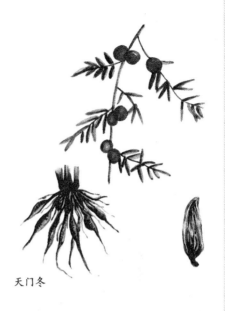

天门冬

附方

风颠发作（则吐，耳如蝉鸣，引胁牵痛）。天门冬去心皮，曝捣为末。酒服方寸匕，日三服，久服食。（《外台秘要》）

面黑令白。天门冬曝干，同蜜捣作丸，日用洗面。（《圣济总录》）

百　部

《别录》下品

释名　婆妇草、野天门冬。〔时珍曰〕其根多者百十连属，如部伍然，故以名之。

集解　〔时珍曰〕百部亦有细叶如茴香者，其茎青，肥嫩时亦可煮食。其根长者近尺，新时亦肥实，但干则虚瘦无脂润尔。生时劈开去心曝之。

根

【气味】甘，微温，无毒。

【主治】咳嗽上气。火炙酒渍饮之。（《别录》）

治肺热，润肺。（甄权）

火炙酒浸空腹饮，治疥癣，去虫蚕蛲毒。（藏器）

【发明】〔时珍曰〕百部亦天门冬之类，故皆治肺病杀虫。但百部气温而不寒，寒嗽宜之；天门冬性寒而不热，热嗽宜之，此为异耳。

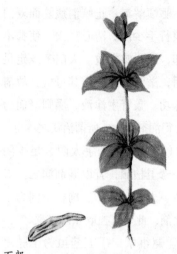

百部

小儿寒嗽。百部丸：用百部（炒）、麻黄（去节）各七钱半，为末。杏仁去皮尖炒，仍以水略煮三五沸，研泥。入熟蜜和丸皂子大。每服二三丸，温水下。（钱乙《小儿方》）

三十年嗽。百部根二十斤，捣取汁，煎如饴。服方寸匕，日三服。《深师》加蜜二斤。《外台》加饴一斤。（《千金方》）

附方

暴咳嗽。张文仲方：用百部根渍酒。每温服一升，日三服。葛洪方：用百部、生姜各捣汁等分，煎服二合。《续十全方》：用百部藤根捣自然汁，和蜜等分，沸汤煎膏噙咽。

女 萎

《李当之本草》

集解〔恭曰〕女萎叶似白敛，蔓生，花白子细。荆襄之间名为女萎，亦名蔓楚。用苗不用根。与葳蕤全别。今太常谬以为白头翁者是也。

〔时珍曰〕诸家误以女萎解葳蕤，正误见葳蕤下。

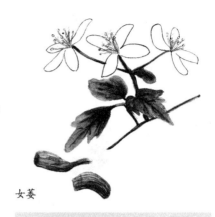
女萎

根

【气味】辛，温，无毒。

【主治】止下痢，消食。当之。风寒洒洒，霍乱泄痢肠鸣，游气上下无常，惊痫寒热百病，出汗。（《唐本》）

附方

久痢脱肛。女萎切一升，烧熏之。（杨氏《产乳方》）

蛊下不止。女萎、云实各一两，川乌头二两，桂心五钱，为末，蜜丸梧子大。每服五丸，水下，一日三服。（《肘后方》）

身体疬疡（斑驳）。女葳膏：用鲁国女葳、白芷各一分，附子一枚，鸡舌香、木香各二分，为末，腊猪脂七合，和煎，入麝香一钱。以浮石磨破，日擦之。（《古今录验》）

何首乌

宋《开宝》

释名 交藤、夜合、地精、陈知白、马肝石、桃柳藤、九真藤、赤葛、疮帚、红内消。〔《大明》曰〕其药《本草》无名，因何首乌见藤夜交，便即采食有功，因以采人为名尔。〔时珍曰〕汉武时，有马肝石能乌人发，故后人隐此名，亦曰马肝石。

集解 〔颂曰〕何首乌本出顺州南河县，今在处有之，以西洛、嵩山及河南柘城县者为胜。春生苗，蔓延竹木墙壁间，茎紫色。叶叶相对如薯蓣，而不光泽。夏秋开黄白花，如葛勒花。结子有棱，似荞麦而杂小，才如粟大。秋冬取根，大者如拳，各有五棱瓣，似小甜瓜。有赤白二种：赤者雄，白者雌。

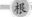根

【气味】苦、涩，微温，无毒。

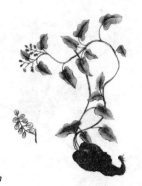

何首乌

【主治】瘰疬，消痈肿，疗头面风疮，治五痔，止心痛，益血气，黑髭发，悦颜色。久服长筋骨，益精髓，延年不老。亦治妇人产后及带下诸疾。(《开宝》)

久服令人有子，治腹脏一切宿疾，冷气肠风。(《大明》)

【发明】〔时珍曰〕何首乌，足厥阴、少阴药也。白者入气分，赤者入血分。肾主闭藏，肝主疏泄。此物气温，味苦涩。苦补肾，温补肝，涩能收敛精气。所以能养血益肝，固精益肾，健筋骨，乌髭发，为滋补良药。不寒不燥，功在地黄、天门冬诸药之上。气血太和，则风虚痈肿瘰疬诸疾可知矣。此药流传虽久，服者尚寡。嘉靖初，邵应节真人，以七宝美髯丹方上进。世宗肃皇帝服饵有效，连生皇嗣。于是何首乌之方，天下大行矣。

茎 叶

【主治】风疮疥癣作痒，煎汤洗浴，甚效。(时珍)

附方

皮里作痛（不问何处）。用何首乌末，姜汁调成膏涂之，以帛裹住，火炙鞋底熨之。(《经验方》)

瘰疬结核。或破或不破，下至胸前者，皆治之。用九真藤，一名赤葛，即何首乌。其叶如杏，其根如鸡卵，亦类痨子。取根洗净，日日生嚼，并取叶捣涂之，数服即止。其药久服，延年黑发，用之神效。(《斗门方》)

白 敛

《本经》下品

释名 白草、白根、兔核、猫儿卵、昆仑。〔宗奭曰〕白敛，服饵方少用，唯敛疮方多用之，故名白敛。〔时珍曰〕兔核、猫儿卵，皆象形也。昆仑，言其皮黑也。

集解 〔《别录》曰〕白敛生衡山山谷。 二月、八月采根，曝干。

〔弘景曰〕近道处处有之。作藤生，根如白芷，破片竹穿，日干。

〔颂曰〕今江淮及荆、襄、怀、孟、商、齐诸州皆有之。二月生苗，多在林中作蔓，赤茎，叶如小桑。五月开花，七月结实。根如鸡鸭卵而长，三五枚同一窠，皮黑肉白。一种赤敛，花实功用皆同，但表里俱赤尔。

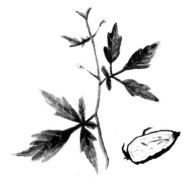
白敛

根

【气味】苦，平，无毒。

【主治】痈肿疽疮，散结气，止痛除热，目中赤，小儿惊痫温疟，女子阴中肿痛，带下赤白。（《本经》）

杀火毒。（《别录》）

治发背瘰疬，面上疱疮，肠风痔漏，血痢，刀箭疮，扑损，生肌止痛。（《大明》）

解狼毒毒。（时珍）

【发明】〔弘景曰〕生取根捣，敷痈肿，有效。

〔颂曰〕今医治风及金疮、面药方多用之。往往与白及相须而用。

附方

发背初起。水调白敛末，涂之。（《肘后方》）

疔疮初起。方同上。（《圣惠方》）

面生粉刺。白敛二分，杏仁半分，鸡屎白一分，为末，蜜和杂水拭面。（《肘后方》）

冻耳成疮。白敛、黄柏等分，为末，生油调搽。（谈野翁方）

汤火灼伤。白敛末敷之。（《外台方》）

诸物哽咽。白敛、白芷等分，为末。水服二钱。（《圣惠方》）

铁刺诸哽（及竹木哽在咽中）。白敛、半夏泡等分，为末。酒服半钱，日二服。（《圣惠方》）

胎孕不下。白敛、生半夏等分，为末，滴水丸梧子大。每榆皮汤下五十丸。（《保命集》）

风痹筋急（肿痛，展转易常处）。白敛二分，熟附子一分，为末。每酒服半刀圭，日二服。

以身中热行为候，十日便觉。忌猪肉、冷水。(《千金》)

诸疮不敛。白敛、赤敛、黄柏各三钱炒研，轻粉一钱，先用葱白浆水洗净，敷之。(《瑞竹堂方》)

一切痈肿。白敛、赤小豆、蔄草为末，鸡子白调，涂之。(甄权)

白英

《本经》上品

释名 谷菜、白草、白幕、排风。子名鬼目。〔时珍曰〕白英谓其花色，谷菜象其叶文，排风言其功用，鬼目象其子形。《别录》有名未用，复出鬼目，虽苗子不同，实一物也。故并之。

集解 〔《别录》曰〕白英生益州山谷。春采叶，夏采茎，秋采花，冬采根。

〔弘景曰〕鬼目俗人呼为白草子，是矣。又曰：白英方药不复用。此有斛菜，生水中，可蒸食，非是此类。有白草，作羹饮，甚疗劳，而不用根花。益州乃有苦菜，土人专食之，充健无病，疑或是此。

〔恭曰〕白英，鬼目草也。蔓生，叶似王瓜，小长而五桠，实圆，若龙葵子，生青，熟紫黑。东人谓之白草。陶云白草，似识之，而不的辨。

〔藏器曰〕白英，鬼目菜也。蔓生，三月延长。《尔雅》名苻。郭璞云：似葛，叶有毛，子赤色如耳珰珠。若云子熟黑，误矣。江东夏月取其茎叶，煮粥食，极解热毒。

〔时珍曰〕此俗名排风是也。正月生苗，白色，可食。秋开小白花。子如龙葵子，熟时紫赤色。《吴志》云：孙皓时有鬼目菜，缘枣树，长丈余，叶广四寸，厚三分，人皆异之。即此物也。又羊蹄草一名鬼目。岭南有木果亦名鬼目，叶似楮，子大如鸭子，七、八月熟，黄色，味酸，可食。皆与此同名异物也。

根 苗

【气味】甘，寒，无毒。

【主治】寒热八疸，消渴，补中益气。久服轻身延年。(《本经》)

叶

作羹饮，甚疗劳。(弘景)

烦热，风疹丹毒，瘴疟寒热，小儿结热，煮汁饮之。(藏器)

鬼 目

【气味】酸，平，无毒。

【主治】明目。(《别录》)

附方

目赤头旋（眼花面肿，风热上攻）。用排风子（焙）、甘草（炙）、菊花（焙）各一两，为末。每服二钱，卧时温水下。(《圣济录》)

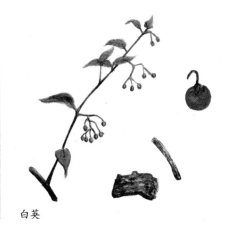

白英

防 己

《本经》中品

释名 解离、石解。〔时珍曰〕按东垣李杲云：防己如险健之人，幸灾乐祸，能首为乱阶；若善用之，亦可御敌。其名或取此义。解离，因其纹解也。

集解 〔当之曰〕其茎如葛蔓延。其根外白内黄，如桔梗，内有黑纹如车辐解者，良。

【气味】辛，平，无毒。

【主治】风寒温疟，热气诸痫，除邪，利大小便。(《本经》)

治湿风，口面㖞斜，手足拘痛，散留痰，肺气喘嗽。(甄权)

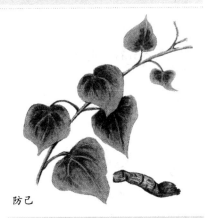

防己

实

【主治】脱肛。焙研。煎饮代茶。(《肘后方》)

附方

风湿相搏（关节沉痛，微肿

恶风）。防己一两，黄芪一两二钱半，白术七钱半，炙甘草半两，剉散。每服五钱，生姜四片，枣一枚，水一盏半，煎八分，温服。良久再服。腹痛加芍药。（仲景方）

月季花

释名 月月红、胜春、瘦客、斗雪红。

集解〔时珍曰〕处处人家多栽插之，亦蔷薇类也。青茎长蔓硬刺，叶小于蔷薇，而花深红，千叶厚瓣，逐月开放，不结子也。

【气味】甘，温，无毒。

【主治】活血，消肿，敷毒。（时珍）

附方

瘰疬未破。用月季花头二钱，沉香五钱，芫花（炒）三钱，碎剉，入大鲫鱼腹中，就以鱼肠封固，酒、水各一盏，煮

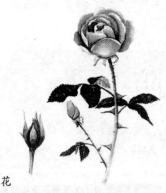

月季花

熟食之，即愈。鱼须安粪水内游死者方效。此是家传方，活人多矣。（谈野翁《试验方》）

羊 桃

释名 鬼桃、羊肠、苌楚、铫弋、御弋。

集解〔《别录》曰〕羊桃生山林川谷及田野。二月采，阴干。

〔保昇曰〕生平泽中，处处有之。苗长而弱，不能为树。叶花皆似桃，子细如枣核，今人呼为细子，其根似牡丹。郭璞云：羊桃叶似桃，其花白色，子如小麦，亦似桃形。陆机《诗疏》云：叶长而狭，花紫赤色。其枝茎弱，过一尺引蔓于草上。今人以为汲灌，重而善没，不如杨柳也。近下根，刀切其皮，着热灰中脱之，可韬笔管也。

〔时珍曰〕羊桃茎大如指，似树而弱如蔓，春长嫩条柔软。叶大如掌，上绿下白，有毛，状似芎麻而团。其条浸水有涎滑。

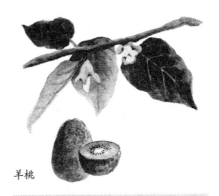

羊桃

茎　根

【气味】苦，寒，有毒。

【主治】燆热，身暴赤色，除小儿热，风水积聚，恶疡。（《本经》）

去五脏五水，大腹，利小便，益气，可作浴汤。（《别录》）

附方

伤寒变䘌（四肢烦疼，不食多睡）。羊桃十斤捣熟，浸热汤三斗。日正午时，入坐一炊久。不过三次愈。（《千金》）

水气鼓胀（大小便涩）。羊桃根、桑白皮、木通、大戟（炒）各半斤（剉），水一斗，煮五升，熬如稀饧。每空心茶服一匙。二便利，食粥补之。（《圣惠方》）

蜘蛛咬毒。羊桃叶捣，敷之，立愈。（《备急方》）

木　莲

《拾遗》

释名　薜荔、木馒头、鬼馒头。〔时珍曰〕木莲、馒头，象其实形也。薜荔（音壁利），未详。

集解〔时珍曰〕木莲延树木垣墙而生，四时不凋，厚叶坚强，大于络石。不花而实，实大如杯，微似莲蓬而稍长，正如无花果之生者。六、七月，实内空而红。八月后，则满腹细子，大如稗子，一子一须。其味微涩，其壳虚轻，乌鸟、童儿皆食之。

【气味】酸，平，无毒。

【主治】背痈，干末服之，下利即愈。（颂）

主风血，暖腰脚，变白不衰。（藏器）

治血淋痛涩。藤叶一握，甘草炙一分，日煎服之。（时珍）

【发明】〔艾晟曰〕《图经》言薜荔治背疮。近见宜兴县一老举人，年七十余，患发背。村中无医药。急取薜荔叶烂研绞汁，和蜜饮数升，以滓敷之，后用他药敷贴遂愈。其功实在薜荔，乃知《图经》之言不妄。

藤 汁

【主治】白癜风，疬疡风，恶疮疥癣，涂之。（《大明》）

木 莲

【气味】甘，平，涩，无毒。

【主治】壮阳道，尤胜。（颂）

固精消肿，散毒止血，下乳，治久痢肠痔，心痛阴癞。（时珍）

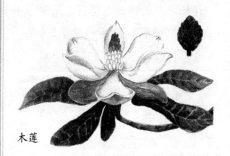

木莲

附方

惊悸遗精。木馒头（炒）、白牵牛等分，为末。每服二钱，用米饮调下。（《乾坤秘韫》）

乳汁不通。木莲二个，猪前蹄一个，烂煮食之，并饮汁尽，一日即通。无子妇人食之，亦有乳也。（《集简方》）

泽 泻

《本经》上品

▌释名 水泻、及泻、禹孙。〔时珍曰〕去水曰泻，如泽水之泻也。禹能治水，故曰禹孙。余未详。

▌集解 〔《别录》曰〕泽泻生汝南池泽。五月采叶，八月采根，九月采实，阴干。

【根】

【气味】甘，寒，无毒。

【主治】补虚损五劳，除五脏痞满，起阴气，止泄精消渴淋沥，逐膀胱三焦停水。（《别录》）

主肾虚精自出，治五淋，利膀胱热，宣通水道。（甄权）

主头旋耳虚鸣，筋骨挛缩，通小肠，止尿血，主难产，补女人血海，令人有子。（《大明》）

入肾经，去旧水，养新水，利小便，消肿胀，渗泄止渴。（元素）

渗湿热，行痰饮，止呕吐泻痢，疝痛脚气。（时珍）

【发明】〔宗奭曰〕泽泻之功，长于行水。张仲景治水蓄渴烦，小便不利，或吐或泻，五苓散主之，方用泽泻，故知其长于行水。《本草》引扁鹊云：多服病人眼。诚为行去其水也。凡服泽泻散人，未有不小便多者。小便既多，肾气焉得复实？今人止泄精，多不敢用之。仲景八味丸用之者，亦不过引接桂、附等，归就肾经，别无他意。

〔好古曰〕《本经》云久服明目，扁鹊云多服昏目，何也？易老云去脬中留垢，以其味咸能泻伏水故也。泻伏水，去留垢，故明目；小便利，肾气虚，故昏目。

〔时珍曰〕泽泻气平，味甘而淡。淡能渗泄，气味俱薄，所以利水而泄下。脾胃有湿热，则头重而目昏耳鸣。泽泻渗去其湿，则热亦随去，而土气得令，清气上行，天气明爽，故泽泻有养五脏、益气力、治头旋、聪明耳目之功。若久服，则降令太过，清气不升，真阴潜耗，安得不目昏耶？仲景地黄丸用茯苓、泽泻者，乃取其泻膀胱之邪气，非引接也。古人用补药必兼泻邪，邪去则补药得力，一辟一阖，此乃玄妙。

【叶】

【气味】咸，平，无毒。

【主治】大风，乳汁不出，产难，强阴气。久服轻身。（《别录》）

【实】

【气味】甘，平，无毒。

【主治】风痹消渴，益肾气，强阴，补不足，除邪湿。久服面生光，令人无子。（《别录》）

【发明】〔时珍曰〕《别录》言泽泻叶及实，强阴气，久服令人无子；而《日华子》言泽泻催生，补女人血海，令人有子，似有不同。既云强阴，何以令人无子？既能催生，何以令人有子？盖泽泻同补药，能逐下焦湿热邪垢，邪气既去，阴强海净，谓之有子可也；若久服则肾气大泄，血海反寒，谓之无子可也。所以读书不可执一。

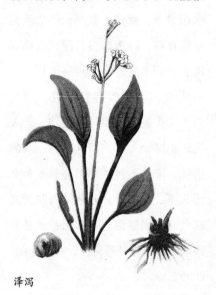

泽泻

本草纲目

附方

水湿肿胀。白术、泽泻各一两，为末，或为丸。每服三钱，茯苓汤下。（《保命集》）

冒暑霍乱（小便不利，头晕引饮）。三白散：用泽泻、白术、白茯苓各三钱，水一盏，姜五片，灯心十茎，煎八分，温服。（《局方》）

羊 蹄

《本经》下品

释名 蓄、秃菜、败毒菜、牛舌菜、鬼目。〔时珍曰〕羊蹄以根名，牛舌以叶形，名秃菜以治秃疮名也。

集解〔时珍曰〕近水及湿地极多。叶长尺余，似牛舌之形，不似菠薐。入夏起薹，开花结子，花叶一色。夏至即枯，秋深即生，凌冬不死。根长近尺，赤黄色，如大黄、胡萝卜形。

根

【气味】苦，寒，无毒。

【主治】头秃疥瘙，除热，女子阴蚀。（《本经》）

治癣，杀一切虫。醋磨，贴肿毒。(《大明》)

【发明】〔震亨曰〕羊蹄根属水，走血分。

〔颂曰〕新采者，磨醋涂癣速效。亦煎作丸服。采根不限多少，捣绞汁一大升，白蜜半升，同熬如稠饧，更用防风末六两，搜和令可丸，丸如梧子大。用瓜蒌、甘草煎酒下三二十丸，日二三服。

叶

【气味】甘，滑，寒，无毒。

附方

大便卒结。羊蹄根一两，水一大盏，煎六分，温服。(《圣惠方》)

头风白屑。羊蹄草根曝干杵末，同羊胆汁涂之，永除。(《圣惠方》)

癣久不瘥。《简要济众方》：用羊蹄根杵绞汁，入轻粉少许，和如膏，涂之。三五次即愈。《千金方》：治细癣。用羊蹄根五升，桑柴灰汁煮四五沸，取汁洗之。仍以羊蹄汁和矾末涂之。

【主治】小儿疳虫，杀胡夷鱼、鲑鱼、檀胡鱼毒，作菜。多食，滑大腑。(《大明》)

实

【气味】苦，涩，平，无毒。
【主治】赤白杂痢。(恭)
妇人血气。(时珍)

附方

悬痈舌肿(咽生瘜肉)。羊蹄草煮汁，热含，冷即吐之。(《圣惠》)

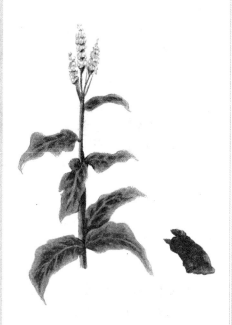

羊蹄

忍 冬

释名 金银藤、鸳鸯藤、鹭鸶藤、老翁须、左缠藤、金钗股、通灵草、蜜桶藤。〔弘景曰〕藤生，凌冬不凋，故名忍冬。

集解〔时珍曰〕忍冬在处有之。附树延蔓，茎微紫色，对节生叶。叶似薜荔而青，有涩毛。

【气味】甘，温，无毒。

【主治】寒热身肿。久服轻身长年益寿。（《别录》）

治一切风湿气，及诸肿毒，痈疽疥癣，杨梅诸恶疮，散热解毒。（时珍）

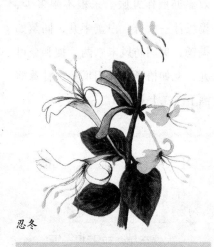

忍冬

附方

疮久成漏。忍冬草浸酒，日日常饮之。（戴原礼《要诀》）

龙 舌 草

《纲目》

集解〔时珍曰〕龙舌，生南方池泽湖泊中。叶如大叶菘菜及茉苣状。根生水底，抽茎出水，开白花。

【气味】甘，咸，寒，无毒。

【主治】痈疽，汤火灼伤，捣涂之。（时珍）

附方

乳痈肿毒。龙舌草、忍冬藤研烂，蜜和敷之。（《多能鄙事》）

莼

释名 水葵、露葵、马蹄草。〔时珍曰〕蓴字本作莼，从纯。纯乃丝名，其茎似之故也。《齐民要术》云：莼性纯而易生。种以浅深为候，水深则茎肥而叶少，水浅则茎瘦而叶多。

集解 〔时珍曰〕莼生南方湖泽中，唯吴越人善食之。叶如荇菜而差圆，形似马蹄。其茎紫色，大如箸，柔滑可羹。夏月开黄花。结实青紫色，大如棠梨，中有细子。春夏嫩茎未叶者名稚莼，稚者小也。叶稍舒长者名丝莼，其茎如丝也。至秋老则名葵莼，或作猪莼，言可饲猪也。又讹为瑰莼、龟莼焉。

【气味】甘，寒，无毒。

【主治】消渴热痹。（《别录》）

【发明】〔弘景曰〕莼性冷而补，下气。杂鳢鱼作羹食，亦逐水。而性滑，服食家不可多用。

〔藏器曰〕莼体滑，常食发气，令关节急，嗜睡。《脚气论》中令人食之，此误极深也。温病后脾弱不能磨化，食者多死。

附方

头上恶疮。以黄泥包豆豉煨熟，取出为末，以莼菜汁调敷之。（《保幼大全》）

数种疔疮。马蹄草（又名缺盆草）、大青叶、臭紫草各等分，擂烂，以酒一碗浸之，去滓温服，三服立愈。（《经验良方》）

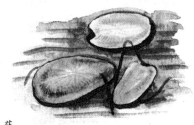

莼

蘋

释名 芣菜、四叶菜、田字草。

集解 〔弘景曰〕水中大萍，五月有花白

色，非沟渠所生之萍。楚王渡江所得，即斯

实也。

〔恭曰〕萍有三种：大者名蘋；中者名荇，叶皆相似而圆；其小者，即水上浮萍也。

〔时珍曰〕蘋乃四叶菜也。叶浮水面，根连水底。其茎细于莼、荇。其叶大如指顶，面青背紫，有细纹，颇似马蹄决明之叶，四叶合成，中折十字。夏秋开小白花，故称白蘋。其叶攒簇如萍，故《尔雅》谓大者为蘋也。

【气味】甘，寒，滑，无毒。

【主治】暴热，下水气，利小便。（吴普）

捣涂热疮。捣汁饮，治蛇伤毒入腹内。曝干，瓜蒌等分为末，人乳和丸服，止消渴。（藏器）

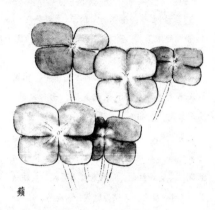

蘋

菖 蒲

《本经》上品

释名 昌阳、尧韭、水剑草。〔时珍曰〕菖蒲，乃蒲类之昌盛者，故曰菖蒲。

集解 〔时珍曰〕菖蒲凡五种：生于池泽，蒲叶肥，根高二三尺者，泥菖蒲、白菖也；生于溪涧，蒲叶瘦，根高二三尺者，水菖蒲，溪荪也；生于水石之间，叶有剑脊，瘦根密节，高尺余者，石菖蒲也；人家以砂栽之一年，至春剪洗，愈剪愈细，高四五寸，叶如韭，根如匙柄粗者，亦石菖蒲也；甚则根长二三分，叶长寸许，谓之钱蒲是矣。服食入药须用二种石菖蒲，余皆不堪。

 根

【气味】辛，温，无毒。

【主治】风寒湿痹，咳逆上气，开心孔，补五脏，通九窍，明耳目，出音声。主耳聋痈疮，温肠胃，止小便利。久服轻身，不忘不迷惑，延年。（《本经》）

除风下气，丈夫水脏，女人血海冷败，多忘，除烦闷，止心腹痛，霍乱转筋，及耳痛者，作末炒，乘热裹罨甚验。（《大明》）

【主治】洗疥、大风疮。(时珍)

附方

产后崩中（下血不止）。菖蒲一两半，酒二盏，煎取一盏，去滓分三服，食前温服。(《千金方》)

耳卒聋闭。菖蒲根一寸，巴豆一粒（去心），同捣作七丸。绵裹一丸，塞耳，日一换。(《肘后方》)

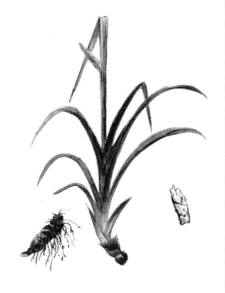

菖蒲

海 带

宋《嘉祐》

集解 〔禹锡曰〕海带，出东海水中石上，似海藻而粗，柔韧而长。今登州人干之以束器物。医家用以下水，胜于海藻、昆布。

【气味】咸，寒，无毒。

【主治】催生，治妇人病，及疗风下水。(《嘉祐》)

治水病瘿瘤，功同海藻。(时珍)

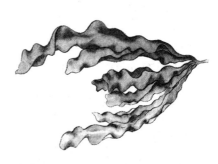

海带

石斛

《别录》上品

释名 石蓫、金钗、禁生、林兰、杜兰。〔时珍曰〕石斛名义未详。其茎状如金钗之股，故古有金钗石斛之称。今蜀人栽之，呼为金钗花。盛弘之《荆州记》云，未阳龙石山多石斛，精好如金钗，是矣。林兰、杜兰，与木部木兰同名，恐误。

集解 〔《别录》曰〕石斛生六安山谷水旁石上。七月、八月采茎，阴干。

〔弘景曰〕今用石斛，出始兴。生石上，细实，以桑灰汤沃之，色如金，形如蚱蜢髀者佳。近道亦有，次于宣城者。其生栎木上者，名木斛。其茎至虚，长大而色浅。不入丸散，唯可为酒渍煮之用。俗方最以补虚，疗脚膝。

〔时珍曰〕石斛丛生石上。其根纠结甚繁，干则白软。其茎叶生皆青色，干则黄色。开红花。节上自生根须。人亦折下，以砂石栽之，或以物盛挂屋下，频浇以水，经年不死，俗称为千年润。石斛短而中实，木斛长而中虚，甚易分别。处处有之，以蜀中者为胜。

【气味】甘，平，无毒。

【主治】伤中，除痹下气，补五脏虚劳羸瘦，强阴益精。久服，厚肠胃。（《本经》）

补内绝不足，平胃气，长肌肉，逐皮肤邪热痱气，脚膝疼冷痹弱，定志除惊。轻身延年。（《别录》）

益气除热，治男子腰脚软弱，健阳，逐皮肌风痹，骨中久冷，补肾益力。（权）

壮筋骨，暖水脏，益智清气。（《日华》）

治发热自汗，痈疽排脓内塞。（时珍）

【发明】〔时珍曰〕石斛气平，味甘、淡、微咸，阴中之阳，降也。乃足太阴脾、足少阴右肾之药。深师云：囊湿精少，小便余沥者，宜加之。一法：每以二钱入生姜一片，水煎代茶饮，甚清肺补脾也。

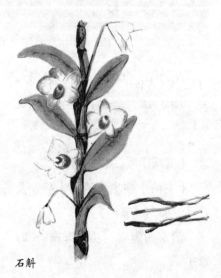

石斛

附方

飞虫入耳。石斛数条，去根如筒子，一边纤入耳中，四畔以蜡封闭，用火烧石斛，尽则止。熏右耳，则虫从左出。未出更作。（《圣济》）

骨 碎 补

宋《开宝》

■ **释名** 猴姜、胡孙姜、石毛姜、石庵䕡。〔藏器曰〕骨碎补本名猴姜。开元皇帝以其主伤折，补骨碎，故命此名。

■ **集解** 〔志曰〕骨碎补生江南。根寄树石上，有毛。叶如庵䕡。

〔藏器曰〕岭南虔、吉州亦有之。叶似石韦而一根，余叶生于木。

〔《大明》曰〕是树上寄生草，根似姜而细长。

〔时珍曰〕其根扁长，略似姜形。其叶有桠缺，颇似贯众叶，谓叶如䕡者，殊谬；如石韦者，亦差。

根

【气味】苦，温，无毒。

【主治】破血止血，补伤折。（《开宝》）

主骨中毒气，风血疼痛，五劳六极，足手不收，上热下冷。（权）

恶疮，蚀烂肉，杀虫。（《大明》）

研末，猪肾夹煨，空心食，治耳鸣，及肾虚久泄，牙疼。（时珍）

【发明】〔颂曰〕骨碎补，入妇人血气药。蜀人治闪折筋骨伤损，取根捣筛，煮黄米粥，和裹伤处

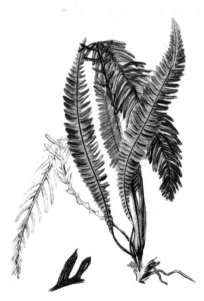

骨碎补

有效。

〔时珍曰〕骨碎补，足少阴药也。故能入骨，治牙，及久泄痢。昔有魏刺史子久泄，诸医不效，垂殆。予用此药末入猪肾中煨熟与食，顿住。盖肾主大小便，久泄属肾虚，不可专从脾胃也。雷公《炮炙论》用此方治耳鸣，耳亦肾之窍也。

虚气攻牙齿（痛血出，或痒痛）。骨碎补二两，铜刀细剉，瓦锅慢火炒黑，为末。如常揩齿，良久吐之，咽下亦可。（《灵苑方》）

风虫牙痛。骨碎补、乳香等分，为末糊丸，塞孔中。名金针丸。（《圣济总录》）

耳鸣耳闭。骨碎补削作细条，火炮，乘热塞之。（苏氏《图经》）

肠风失血。胡孙姜（烧存性）五钱，酒或米饮服。（《仁存方》）

石胡荽

《四声本草》

释名 天胡荽、野园荽、鹅不食草、鸡肠草。

集解〔时珍曰〕石胡荽，生石缝及阴湿处小草也。高二三寸，冬月生苗，细茎小叶，形状宛如嫩胡荽。其气辛熏不堪食，鹅亦不食之。夏开细花，黄色，结细子。极易繁衍，僻地则铺满也。案孙思邈《千金方》云：一种小草，生近水渠中湿处，状类胡荽，名天胡荽，亦名鸡肠草。即此草也。与繁缕之鸡肠，名同物异。

【气味】辛，寒，无毒。

【主治】通鼻气，利九窍，吐风痰。（炳）

去目翳，搐塞鼻中，翳膜自落。（藏器）

解毒，明目，散目赤肿云翳，耳聋头痛脑酸，治痰疟骨骺，鼻窒不通，塞鼻瘜自落，又散疮肿。（时珍）

【发明】〔时珍曰〕鹅不食草，气温而升，味辛而散，阳也，能通于天。头与肺皆天也，故能上达头脑，而治顶痛目病，通鼻气而落瘜肉；内达肺经，而治齁齄痰疟，散疮肿。其除翳之功，尤显神妙。人谓陈藏器《本草》唯务广博，鄙俚之言也。若此药之类，表出殊功，可谓务博已乎？案倪维德《原机启微集》云：治目翳嗜鼻（碧云散）用鹅不食草解毒（为君），青黛去热（为佐），川芎大辛破留除邪（为使），升透之药也。

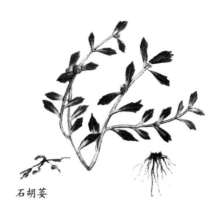

石胡荽

上卷　图文全解《本草纲目》

附方

贴目取翳。鹅不食草（捣汁熬膏）一两，炉甘石（火煅，童便淬三次）三钱，上等瓷器末一钱半，熊胆二钱，硇砂少许，为极细末，和作膏。贴在翳上，一夜取下。用黄连、黄柏煎汤洗净，看如有，再贴。（孙天仁《集效方》）

脾寒疟疾。石胡荽一把，杵汁半碗，入酒半碗和服，甚效。（《集简方》）

牛　膝

《本经》上品

释名 牛茎、百倍、山苋菜、对节菜。〔弘景曰〕其茎有节，似牛膝，故以为名。〔时珍曰〕《本经》又名百倍，隐语也。言其滋补之功，如牛之多力也。其叶似苋，其节对生，故俗有山苋、对节之称。

集解 〔《别录》曰〕牛膝生河内川谷及临朐，二月、八月、十月采根，阴干。

〔普曰〕叶如夏蓝，茎本赤。

〔弘景曰〕今出近道蔡州者，最长大柔润。其茎有节，茎紫节大者为雄，青细者为雌，以雄为胜。

〔《大明》曰〕怀州者长白，苏州者色紫。

〔时珍曰〕牛膝处处有之，谓之土牛膝，不堪服食。唯北土及川中人家栽莳者为良。秋间收子，至春种之。其苗方茎暴节，叶皆对生，颇似苋叶而长且尖艄。秋月开花，作穗结子，状如小鼠负虫，有涩毛，皆贴茎倒生。九月采取根，水中浸两宿，接去皮，裹扎曝干，虽白直可贵，而接去白汁入药，不如留皮者力大也。嫩苗可作菜茹。

根

【气味】苦、酸，平，无毒。

【主治】寒湿痿痹，四肢拘挛，膝痛不可屈伸，逐血气，伤热火烂，堕胎。久服轻身耐老。（《本经》）

疗伤中少气，男子阴消，老人失溺，补中续绝，益精利阴气，填骨髓，止发白，除脑中痛及腰脊痛，妇人月水不通，血结。（《别录》）

治阴痿，补肾，助十二经脉，逐恶血。（甄权）

治腰膝软怯冷弱，破癥结，排脓止痛，产后心腹痛并血运，落死胎。（《大明》）

强筋，补肝脏风虚。（好古）

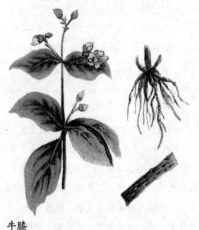

牛膝

同苁蓉浸酒服，益肾。竹木刺入肉，嚼烂罨之。即出。（宗奭）

治久疟寒热，五淋尿血，茎中痛，下痢，喉痹口疮齿痛，痈肿恶疮伤折。（时珍）

附方

劳疟积久（不止者）。长大牛膝一握，生切，以水六升，煮二升，分三服。清早一服，未发前一服，临发时一服。（《外台秘要》）

消渴不止（下元虚损）。牛膝五两（为末），生地黄汁五升浸之，日曝夜浸，汁尽为度，蜜丸梧子大，每空心温酒下三十丸。久服壮筋骨，驻颜色，黑发，津液自生。（《经验后方》）

茎　叶

【气味】缺。

【主治】寒湿痿痹，老疟淋秘，诸疮。功同根，春夏宜用之。（时珍）

附方

气湿痹痛（腰膝痛）。用牛

膝叶一斤（切），以米三合，于豉汁中煮粥。和盐酱空腹食之。（《圣惠方》）

老疟不断。牛膝茎叶一把（切），以酒三升渍服，令微有酒气。不即断，更作，不过三剂止。（《肘后方》）

溪毒寒热。东间有溪毒中人，似射工，但无物。初病恶寒发热烦懊，骨节强痛。不急治，生虫食脏杀人。用雄牛膝（茎紫色、节大者）一把，以酒、水各一杯同捣，绞汁温饮，日三服。（《肘后方》）

青 黛

《本经》上品

释名 靛花、青蛤粉。〔时珍曰〕黛，眉色也。刘熙《释名》云：灭去眉毛，以此代之，故谓之黛。

集解 〔志曰〕青黛从波斯国来。今以太原并庐陵、南康等处，染淀瓮上沫紫碧色者用之，与青黛同功。

〔时珍曰〕波斯青黛，亦是外国蓝靛花，既不可得，则中国靛花亦可用。或不得已，用青布浸汁代之。货者复以干淀充之，然有石灰，入服饵药中当详之。

【气味】咸，寒，无毒。

【主治】解诸药毒，小儿诸热，惊痫发热，天行头痛寒热，并水研服之。亦磨敷热疮恶肿，金疮下血，蛇犬等毒。（《开宝》）

解小儿疳热，杀虫。（甄权）

小儿丹热，和水服之。同鸡子白、大黄末，敷疮痈蛇虺螫毒。（藏器）

泻肝，散五脏郁火，解热，消食积。（震亨）

去热烦，吐血咯血，斑疮阴疮，杀恶虫。（时珍）

附方

心口热痛。姜汁调青黛一钱服之。（《医学正传》）

内热吐血。青黛二钱，新汲水下。（《圣惠方》）

肺热咯血。青饼子：用青黛一两，杏仁（以牡蛎粉炒过）一两，研匀，黄蜡化和，作

三十饼子。每服一饼，以干柿半个夹定。湿纸裹，煨香嚼食，粥饮送下，日三服。(华佗《中藏经》)

烂弦风眼。青黛、黄连泡汤，日洗。(《明目方》)

伤寒赤斑。青黛二钱，水研服。(《活人书》)

豌豆疮毒(未成脓者)。波斯青黛一枣许，水研服。(《梅师方》)

瘰疬未穿。靛花、马齿苋同捣，日日涂敷，取效。(《简便方》)

诸毒虫伤。青黛、雄黄等

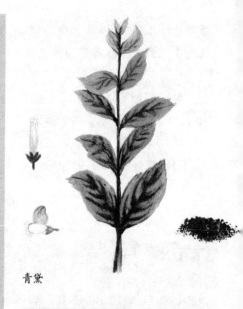

青黛

分，研末，新汲水服二钱。(《古今录验》)

石 蕊

《拾遗》

释名 石濡、石芥、云茶、蒙顶茶。〔时珍曰〕其状如花蕊，其味如茶，故名。石芥乃茶字之误。

集解 〔藏器曰〕石蕊生太山石上，如花蕊，为丸散服之。今时无复有此也。王隐《晋书》：庾褒入林虑山，食木实，饵石蕊，遂得长年。即此也。又曰：石濡生石之阴，如屋游、垣衣之粗，得雨即展，故名石濡。早春青翠，端开四叶。山人名石芥。

〔时珍曰〕《别录》石濡，具其功用，不言形状。陈藏器言是屋游之类，复出石蕊一条，功同石濡。盖不知其即一物也。此物唯诸高山石上者为良。今人谓之蒙顶茶，生兖州蒙山石上，乃烟雾熏染，日久结成，盖苔衣类也。彼人春初刮取曝干馈人，谓之云茶。其状白色轻薄如花蕊，其气香如草，其味甘涩如茗。不可煎饮，止宜咀嚼及浸汤啜，清凉有味。庾褒入山饵此，以代茗而已。长年之道，未必尽缘此物也。

【气味】甘，温，无毒。

【主治】石濡：明目益精气。令人不饥渴，轻身延年。（《别录》）

石蕊：主长年不饥。（藏器）

生津润咽，解热化痰。（时珍）

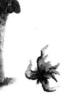
石蕊

贯　众

《本经》下品

释名 贯节、贯渠、百头、草鸱头、黑狗脊、凤尾草。〔时珍曰〕此草叶茎如凤尾，其根一本而众枝贯之，故草名凤尾，根名贯众、贯节、贯渠。渠者，魁也。《吴普本草》作贯中，俗作贯仲、管仲者，皆谬称也。《尔雅》云：泺（音灼），贯众，即此也。《别录》一名伯萍，一名药藻，皆字讹也。金星草一名凤尾草，与此同名，宜互考之。〔弘景曰〕近道皆有之。叶如大蕨。其根形色毛芒，全似老鸱头，故呼为草鸱头。

集解 〔《别录》曰〕贯众生玄山山谷及冤句少室山。二月、八月采根，阴干。

〔时珍曰〕多生山阴近水处。数根丛生，一根数茎，茎大如箸，其涎滑。其叶两两对生，如狗脊之叶而无锯齿，青黄色，面深背浅。其根曲而有尖嘴，黑须丛簇，亦似狗脊根而大，状如伏鸱。

〔普曰〕叶青黄色，两两相对，茎有黑毛，丛生，冬夏不死。四月花白，七月实黑，聚相连卷旁生。三月、八月采根，五月采叶。

根

【气味】苦，微寒，有毒。

【主治】腹中邪热气，诸毒，杀三虫。（《本经》）

去寸白，破癥瘕，除头风，止金疮。（《别录》）

治下血崩中带下，产后血气胀痛，斑疹毒，漆毒，骨哽。解猪病。（时珍）

【发明】〔时珍曰〕贯众大治妇人血气，根汁能制三黄，化五金，伏钟乳，结砂制汞，且能解毒软坚。王海藏治夏月痘出不快，快斑散用之。云贯众有毒，而能解腹中邪热之毒。病因内感而发之于外者多效，非古法之分经也。又黄山谷《煮豆帖》言，荒年以黑豆一升挼净，入贯众一斤，剉如骰子大，同以水煮，文火斟酌至豆熟，取出日干，覆令展尽余汁，簸去贯众。每日空心啗豆五七粒，能食百草木枝叶有味可饱。

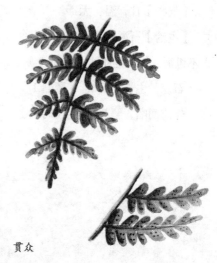

贯众

附方

鼻衄不止。贯众根末，水服一钱。（《普济方》）

诸般下血（肠风酒痢，血痔鼠痔下血）。黑狗脊（黄者不用，须内肉赤色者，即本草贯众也）去皮毛，剉焙为末。每服二钱，空心米饮下。或醋糊丸梧子大，每米饮下三四十丸。或烧存性，出火毒为末，入麝香少许，米饮服二钱。（《普济方》）

女人血崩。贯众半两，煎酒服之，立止。（《集简方》）

痘疮不快。快斑散：用贯众、赤芍药各一钱，升麻、缩砂、甘草各五分，入淡竹叶三片，水一盏半，煎七分，温服。（王海藏方）

头疮白秃。贯众、白芷为末油调涂之。又方：贯众烧末，油调涂。（《圣惠方》）

漆疮作痒。油调贯众末涂

之。（《千金方》）

鸡鱼骨哽。贯众、缩砂、甘草等分，为粗末，绵包少许，含之咽汁，久则随痰自出。（《普济方》）

解轻粉毒。齿缝出血，臭肿。贯众、黄连各半两。煎水，入冰片少许，时时漱之。（陆氏《积德堂方》）

血痢不止。凤尾草根（即贯众）五钱，煎酒服。陈解元吉言所传。（《集简方》）

花

【主治】恶疮，令人泄。（《别录》）

肉豆蔻

宋《开宝》

释名 肉果、迦拘勒。〔宗奭曰〕肉豆蔻对草豆蔻为名，去壳只用肉。肉油色者佳，枯白瘦虚者劣。〔时珍曰〕花实皆似豆蔻而无核，故名。

集解〔藏器曰〕肉豆蔻生胡国，胡名迦拘勒。大舶来即有，中国无之。其形圆小，皮紫紧薄，中肉辛辣。

〔颂曰〕今岭南人家亦种之。春生苗，夏抽茎开花，结实似豆蔻，六月、七月采。

〔时珍曰〕肉豆蔻花及实状虽似草豆蔻，而皮肉之颗则不同。颗外有皱纹，而内有斑缬纹，如槟榔纹。最易生蛀，唯烘干密封，则稍可留。

实

【气味】辛，温，无毒。

【主治】温中，消食止泄，治积冷心腹胀痛，霍乱中恶，鬼气冷疰，呕沫冷气，小儿乳霍。（《开宝》）

调中下气，开胃，解酒毒，消皮外络下气。（《大明》）

【发明】〔《大明》曰〕肉豆蔻调中下气，消皮外络下气，味珍，力更殊。

〔宗奭曰〕亦善下气，多服则泄气，得中则和平其气。

〔震亨曰〕属金与土，为丸温中补脾。《日华子》称其下气，以脾得补而善运化，气自下也。非若陈皮、香附之驶泄。寇氏不详其实，遂以为不可服也。

〔时珍曰〕土爱暖而喜芳香，故肉豆蔻之辛温，理脾胃而治吐利。

附方

暖胃除痰（进食消食）。肉豆蔻二个，半夏（姜汁炒）五钱，木香二钱半，为末，蒸饼丸芥子大，每食后津液下五丸、十丸。（《普济》）

霍乱吐利。肉豆蔻为末，姜汤服一钱。（《普济方》）

久泻不止。肉豆蔻（煨）一两，木香二钱半，为末，枣肉和丸，米饮服四五十丸。又方：肉豆蔻（煨）一两，熟附子七钱，为末糊丸，米饮服四五十丸。又方：肉豆蔻（煨）、粟壳（炙）等分，为末，醋糊丸，米饮服四五十丸。（并《百一

选方》）

老人虚泻。肉豆蔻三钱（面裹煨熟，去面研），乳香一两，为末，陈米粉糊丸梧子大。每服五七十丸，米饮下。此乃常州侯教授所传方。（《瑞竹堂方》）

小儿泄泻。肉豆蔻五钱，乳香二钱半，生姜五片。同炒黑色，去姜，研为膏收，旋丸绿豆大。每量大小，米饮下。（《全幼心鉴》）

脾泄气痢。豆蔻一颗（米醋调面裹，煨令焦黄，和面研末），更以楑子（炒研末）一两相和。

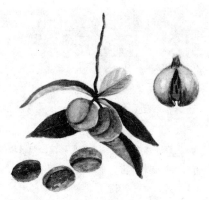

肉豆蔻

又以陈廪米炒焦，为末和匀。每以二钱煎作饮，调前二味三钱，旦暮各一服，便瘥。（《续传信方》）

苏

《别录》中品

释名 紫苏、赤苏、桂荏。〔时珍曰〕苏从酥，音酥，舒畅也。苏性舒畅，行气和血，故谓之苏。曰紫苏者，以别白苏也。苏乃荏类，而味更辛如桂，故《尔雅》谓之桂荏。

集解 〔弘景曰〕苏叶下紫色而气甚香。其无紫色不香似荏者，名野苏，不堪用。

〔颂曰〕苏，紫苏也。处处有之，以背面皆紫者佳。夏采茎叶，秋采子。有数种，水苏、鱼苏、山鱼苏皆荏类，各有别条。

〔时珍曰〕紫苏、白苏，皆以二、三月下种，或宿子在地自生。其茎方，其叶团而尖，四围有锯齿，肥地者面背皆紫，瘠地者面青背紫，其面背皆白者即白苏，乃荏也。紫苏嫩时采叶，和蔬茹之，或盐及梅卤作菹食甚香，夏月作熟汤饮之。五、六月连根采收，以火煨其根，阴干则经久叶不落。八月开细紫花，成穗作房，如荆芥穗。九月半枯时收子，子细如芥子而色黄赤，亦可取油如荏油。

【气味】辛，温，无毒。

【主治】下气，除寒中，其子尤良。（《别录》）

除寒热，治一切冷气。（孟诜）

补中益气，治心腹胀满，止霍乱转筋，开胃下食，止脚气，通大小肠。（《日华》）

通心经，益脾胃，煮饮尤胜，与橘皮相宜。（苏颂）

解肌发表，散风寒，行气宽中，消痰利肺，和血温中止痛，定喘安胎，解鱼蟹毒，治蛇犬伤。（时珍）

以叶生食作羹，杀一切鱼肉毒。（甄权）

【发明】〔颂曰〕若宣通风毒，则单用茎，去节尤良。

〔时珍曰〕紫苏，近世要药也。其味辛，入气分；其色紫，入血分。故同橘皮、砂仁，则行气安胎；同藿香、乌药，则温中止痛；同香附、麻黄，则发汗解肌；同芎䓖、当归则和血散血；同木瓜、厚朴，则散湿解暑，治霍乱、脚气；同桔梗、枳壳，则利膈宽肠；同杏仁、莱菔子，则消痰定喘也。〔机曰〕宋仁宗命翰林院定汤饮。奏曰：紫苏熟水第一。以其能下胸膈浮气也。盖不知其久则泄人真气焉。

〔宗奭曰〕紫苏其气香，其味微辛甘能散。今人朝暮饮紫苏汤，甚无益。医家谓芳草致豪贵之疾者，此有一焉。若脾胃寒人，多致滑泄，往往不觉。

附方

感寒上气。苏叶三两，橘皮四两，酒四升，煮一升半，分再服。（《肘后方》）

伤寒气喘（不止）。用赤苏一把，水三升，煮一升，稍稍饮之。（《肘后方》）

劳复食复（欲死者）。苏叶煮汁二升，饮之。亦可入生姜、豆豉同煮饮。（《肘后方》）

霍乱胀满（未得吐下）。用生苏捣汁饮之，佳。干苏煮汁亦可。（《肘后方》）

诸失血病。紫苏不限多少，入大锅内，水煎令干，去滓熬膏，以炒熟赤豆为末，和丸梧子大。每酒下三五十丸，常服之。（《斗门方》）

金疮出血（不止）。以嫩紫苏叶、桑叶同捣贴之。（《永类

铃方》)

颠扑伤损。紫苏捣敷之，疮口自合。(谈野翁《试验方》)

蛇虺伤人。紫苏叶捣饮之。(《千金方》)

咳逆短气。紫苏茎叶二钱，人参一钱，水一钟，煎服。(《普济》)

子

【气味】辛，温，无毒。

【主治】下气，除寒温中。(《别录》)

治上气咳逆，冷气及腰脚中湿风结气。研汁煮粥长食，令人肥白身香。(甄权)

调中，益五脏，止霍乱呕吐反胃，补虚劳，肥健人，利大小便，破癥结，消五膈，消痰止嗽，润心肺。(《日华》)

治肺气喘急。(宗奭)

治风顺气，利膈宽肠，解鱼蟹毒。(时珍)

【发明】〔弘景曰〕苏子下气，与橘皮相宜。

〔时珍曰〕苏子与叶同功。发散风气宜用叶，清利上下则宜用子也。

顺气利肠。紫苏子、麻子仁等分，研烂，水滤取汁，同米煮粥食之。(《济生方》)

治风顺气（利肠宽中）。用紫苏子一升，微炒杵，以生绢袋盛，于三斗清酒中浸三宿，少少饮之。(《圣惠》)

一切冷气。紫苏子、高良姜、橘皮等分，蜜丸梧子大。每服十丸，空心酒下。(《药性论》)

风寒湿痹（四肢挛急，脚肿不可践地）。用紫苏子二两，杵碎，以水三升，研取汁，煮粳米

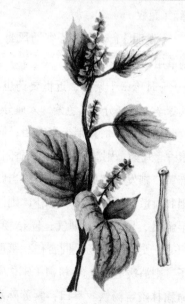

苏

二合，作粥，和葱、椒、姜、豉食之。（《圣惠方》）

消渴变水。服此令水从小便出。用紫苏子（炒）三两，萝卜子（炒）三两，为末。每服二钱，桑根白皮煎汤服，日三次。（《圣济总录》）

梦中失精。苏子一升。熬杵研末，酒服方寸匕，日再服。（《外台秘要》）

蓬莪茂

宋《开宝》

释名 蒁药。

集解〔志曰〕蓬莪术生西戎及广南诸州。叶似薄荷，子似干椹，茂在根下并生，一好一恶，恶者有毒。西戎人取之，先放羊食，羊不食者弃之。

〔《大明》曰〕即南中姜黄根也。海南生者名蓬莪茂。

〔藏器曰〕一名蓬莪，黑色；二名蒁，黄色；三名波杀，味甘有大毒。

〔颂曰〕今江浙或有之。三月生苗。在田野中。其茎如钱大，高二三尺。叶青白色，长一二尺，大五寸以来，颇类薄荷。五月有花作穗，黄色，头微紫。根如生姜，而茂在根下，似鸡鸭卵，大小不常。九月采，削去粗皮，蒸熟曝干用。

根

【气味】 苦、辛，温，无毒。

【主治】 心腹痛，中恶疰忤鬼气，霍乱冷气，吐酸水，解毒，食饮不消，酒研服之。又疗妇人血气结积，丈夫奔豚。（《开宝》）

破痃癖冷气，以酒醋磨服。（甄权）

治一切气，开胃消食，通月经，消瘀血，止扑损痛下血，及内损恶血。（《大明》）

通肝经聚血。（好古）

【发明】〔颂曰〕蓬莪茂，古方不见用者。今医家治积聚诸气，为最要之药。与荆三棱同用之良，妇人药中亦多使。

〔好古曰〕蓬莪色黑，破气中之血，入气药发诸香。虽为泄剂，亦能益气，故孙尚药用治气短不能接续，及大小七香丸、集香丸、诸汤散多用此也。又为肝经血分药。

〔时珍曰〕郁金入心，专治血分

上卷 图文全解《本草纲目》

三六一

之病；姜黄入脾，兼治血中之气；茂入肝，治气中之血，稍为不同。按王执中《资生经》云：执中久患心脾疼，服醒脾药反胀。用耆域所载蓬莪茂面裹炮熟研末，以水与酒醋煎服，立愈。盖此药能破气中之血也。

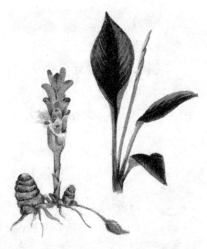

蓬莪茂

附方

妇人血气（游走作痛，及腰痛）。蓬莪茂、干漆二两，为末，酒服二钱。腰痛，核桃酒下。（《普济方》）

上气喘急。蓬莪茂五钱，酒一盏半，煎八分服。（《保生方》）

气短不接。正元散：治气不接续，兼治滑泄，及小便数。王

丞相服之有验。用蓬莪茂一两，金铃子（去核）一两，为末，入蓬砂一钱，炼过研细。每服二钱，温酒或盐汤空心服。（孙用和《秘宝方》）

水 苏

《本经》中品

释名 鸡苏、香苏、龙脑薄荷、芥苴。〔时珍曰〕此草似苏而好生水旁，故名水苏。其叶辛香，可以煮鸡，故有龙脑、香苏、鸡苏诸名。芥苴、芥苴当作芥苏，乃是一名而误录尔，亦因味辛如芥，故名。宋《惠民和剂局方》，有龙脑薄荷丸，专治血病。元吴瑞《日用本草》，谓即水苏，必有所据也。周定王《救荒本草》，言薄荷即鸡苏，以生东平龙脑冈者为良，故名；陈嘉谟《本草蒙筌》，以薄荷种于苏州府学地名龙脑者，得名俱不同，何哉？

集解 〔弘景曰〕水中大萍，五月有花白色，非沟渠所生之萍。楚王渡江所得，即斯。

〔《别录》曰〕水苏生九真池泽。七月采。

〔颂曰〕水苏处处有之，多生水岸旁。南人多以作菜。江北甚多，而人不取食。又江左人谓鸡苏、水苏是两种。陈藏器谓荠苧自是一物，非水苏。水苏叶有雁齿，气香而辛，荠苧叶上有毛，稍长，气臭也。又茵陈注云：江南所用茵陈，茎叶都似家茵陈而大，高三四尺，气极芬香，味甘辛，俗名龙脑薄荷。

〔时珍曰〕水苏、荠苧一类二种尔。水苏气香，荠苧气臭为异。水苏三月生苗，方茎中虚，叶似苏叶而微长。密齿，面皱色青，对节生，气甚辛烈，六、七月开花成穗，如苏穗，水红色。穗中有细子，状如荆芥子，可种易生，宿根亦自生。沃地者苗高四五尺。

茎叶

【气味】辛，微温，无毒。

【主治】下气杀谷，除饮食。辟口臭，去邪毒，辟恶气。久服通神明，轻身耐老。（《本经》）

主吐血、衄血、血崩。（《别录》）

治肺痿血痢，崩中带下。（《日华》）

主诸气疾及脚肿。（苏颂）

酿酒渍酒及酒煮汁常服，治头昏目眩，及产后中风。恶血不止，服之弥妙。（孟诜）

作生菜食，除胃间酸水。（藏器）

【发明】〔时珍曰〕鸡苏之功，专于理血下气，清肺辟恶消谷，故《太平和剂局方》治吐血衄血、唾血咳血、下血血淋、口臭口苦、口甜喉腥、邪热诸病，有龙脑薄荷丸方，药多不录。用治血病，果有殊效也。

附方

漏血欲死。鸡苏煮汁一升，服之。（《梅师方》）

吐血下血。鸡苏茎叶煎汁饮之。（《梅师方》）

吐血咳嗽。龙脑薄荷焙研末。米饮服一钱，取效。

风热头痛。热结上焦，致生风气，痰厥头痛。用水苏叶五两，皂荚（炙去皮、子）三两，

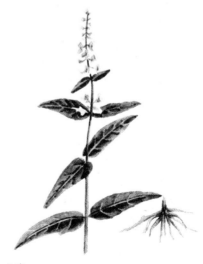

水苏

芫花（醋炒焦）一两，为末，炼蜜丸梧子大。每服二十丸，食后荆芥汤下。（《圣惠方》）

头生白屑。方同上。

暑月目昏（多眵泪生）。龙脑薄荷叶捣烂，生绢绞汁，点之。（《圣济总录》）

蛇虺螫伤。龙脑薄荷叶研末，酒服，并涂之。（《易简方》）

沐发令香。鸡苏煮汁，或烧灰淋汁，沐之。（《食疗》）

积雪草

《本经》中品

释名 胡薄荷、地钱草、连钱草、海苏。〔弘景曰〕积雪草方药不用，想此草以寒凉得名耳。〔恭曰〕此草叶圆如钱，荆楚人谓为地钱草，徐议《药草图》名连钱草，余见下。

集解 〔恭曰〕此草叶圆大如钱，茎细而劲，蔓生溪涧侧，生处亦稀。

〔颂曰〕今处处有之，八、九月采苗叶，阴干用。段成式《酉阳杂俎》云：地钱叶圆茎细，有蔓延地，一曰积雪草，一曰连钱草。谨按《天宝单行方》云：连钱草生咸阳下湿地，亦生临淄郡、济阳郡池泽中，甚香。俗间或云圆叶似薄荷，江东吴越丹阳郡极多，彼人常充生菜食之。河北柳城郡尽呼为海苏，好近水生，经冬不死，咸阳、洛阳亦有之。或名胡薄荷，所在皆有。单服疗女子小腹疼。

〔时珍曰〕按苏恭注薄荷云：一种蔓生，功用相似。苏颂《图经》云：胡薄荷与薄荷相类，但味少甘，生江浙间，彼人多以作茶饮，俗呼为新罗薄荷，《天宝方》所用连钱草是也。据二说，则积雪草即胡薄荷，乃薄荷之蔓生者尔。又《臞仙庚辛玉册》云：地钱，阴草也。生荆、楚、江、淮、闽、浙间，多在宫院寺庙砖砌间，叶圆似钱，引蔓铺地，香如细辛，不见开花也。

茎叶

【气味】苦，寒，无毒。

【主治】大热，恶疮痈疽，浸淫赤熛，皮肤赤，身热。（《本经》）

捣敷热肿丹毒。（苏恭）

主暴热，小儿寒热，腹内热结，捣汁服之。（藏器）

单用治瘰疬鼠漏，寒热时节来往。（甄权）

以盐挼贴肿毒，并风疹疥癣。

胡荽茼：主风气壅并攻胸膈，作汤饮之立效。（士良）

研汁点暴赤眼，良。（时珍）

附方

热毒痈肿。秋后收连钱草阴干为末，水调敷之。生捣亦可。（寇氏《衍义》）

女子少腹痛。《天宝单行方》云：女子忽得小腹中痛，月经初来，便觉腰中切痛连脊间，如刀锥所刺，不可忍者。众医不别，谓是鬼疰，妄服诸药，终无所益。其疾转增。审察前状相当，即用此药。其药夏五月正放花时，即采曝干，捣筛为糁。每服二方寸匕，和好醋二小合，搅匀，平旦空腹顿服之。每旦一服，以知为度。如女子先冷者，即取前药五两，加桃仁二百枚。去皮尖，熬捣为散，以蜜为丸如梧子大。每旦空腹以饮及酒下三十丸，日再服，以愈为度。忌麻子、荞麦。（《图经本草》）

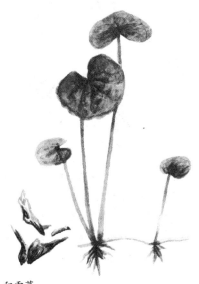

积雪草

漏　卢

《本经》上品

释名　野兰、荚蒿。〔时珍曰〕屋之西北黑处谓之漏。凡物黑色谓之芦。此草秋后即黑，异于众草，故有漏卢之称。

集解　〔《别录》曰〕漏卢生乔山山谷。八月采根，阴干。

〔恭曰〕此药俗名荚蒿，茎叶似白蒿，花黄，生荚，长似细麻之荚，大如箸许，有四五瓣，七、八月后皆黑，异于众草，蒿之类也。常用其茎叶及子，未见用根。其鹿

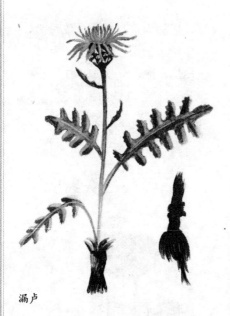

漏卢

赤眼，小儿壮热，扑损，续筋骨，乳痈瘰疬金疮，止血排脓，补血长肉，通经脉。（《大明》）

【发明】〔弘景曰〕此药久服甚益人，而服食方罕见用之。近道出者，唯疗瘰疥耳，市人皆取苗用。

〔时珍曰〕漏卢下乳汁，消热毒，排脓止血，生肌杀虫。故东垣以为手足阳明药，而古方治痈疽发背，以漏卢汤为首称也。庞安常《伤寒论》治痈疽及预解时行痘疹热，用漏卢叶，云无则以山栀子代之。亦取其寒能解热，盖不知其能入阳明之故也。

骊，山南谓之木黎芦，有毒，非漏卢也。今人以马蓟似苦芙者为漏卢，亦非也。

〔时珍曰〕按沈存中《笔谈》云：今方家所用漏卢乃飞廉也。飞廉一名漏卢，苗似苦芙，根如牛蒡绵头者是也。采时用根。今闽中所谓漏卢，茎如油麻，高六七寸，秋深枯黑如漆，采时用苗，乃真漏卢也。

根苗

【气味】苦、咸，寒，无毒。

【主治】皮肤热毒，恶疮疽痔，湿痹，下乳汁。久服轻身益气，耳目聪明，不老延年。（《本经》）

止遗溺，热气疮痒如麻豆，可作浴汤。（《别录》）

通小肠，泄精尿血，肠风，风

附方

腹中蛔虫。漏卢为末，以饼䊚和方寸匕，服之。（《外台秘要》）

小而无辜。疳病肚胀，或时泄痢，冷热不调。以漏卢一两，杵为散。每服一钱，以猪肝一两，入盐少许，以水同煮熟，空心顿食之。（《圣惠方》）

乳汁不下。乃气脉壅塞也，又治经络凝滞，乳内胀痛，邪畜成痈，服之自然内消。漏二两

半，蛇退十条（炙焦），瓜蒌十个（烧存性）。为末。每服二钱，温酒调下，良久以热羹汤投之，以通为度。（《和剂方》）

历节风痛（筋脉拘挛）。古圣散：用漏卢（麸炒）半两，地龙（去土炒）半两，为末，生姜二两取汁，入蜜三两，同煎三五沸，入好酒五合，盛之。每以三杯，调末一钱，温服。（《圣济总录》）

一切痈疽（发背）。初发二日，但有热证，便宜服漏卢汤，退毒下脓，乃是宣热拔毒之剂，热退即住服。漏卢（用有白茸者）、连翘、生黄芪、沉香各一两，生粉草半两，大黄（微炒）一两，为细末。每服二钱，姜枣汤调下。（李迅《痈疽集验方》）

白秃头疮。五月收漏卢草，烧灰，猪膏和涂之。（《圣济总录》）

马　兰

《日华》

释名　紫菊。〔时珍曰〕其叶似兰而大，其花似菊而紫，故名。俗称物之大者为马也。

集解〔藏器曰〕马兰生泽旁，如泽兰而气臭，《楚辞》以恶草喻恶人，北人见其花呼为紫菊，以其似单瓣菊花而紫也。又有山兰，生山侧，似刘寄奴，叶无桠，不对生，花心微黄赤。亦大破血，皆可用。

〔时珍曰〕马兰，湖泽卑湿处甚多。二月生苗，赤茎白根，长叶有刻齿，状似泽兰，但不香尔。南人多采汋晒干为蔬及馒馅。入夏高二三尺，开紫花，花罢有细子。《楚辞》无马兰之名，陈氏指为恶草，何据？

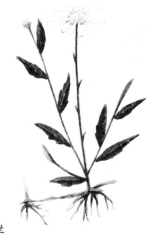

马兰

根 叶

【气味】辛，平，无毒。

【主治】破宿血，养新血，止鼻衄吐血，合金疮，断血痢，解酒疸及诸菌毒、蛊毒。生捣，涂蛇咬。（《大明》）

【发明】〔时珍曰〕马兰辛平，能入阳明血分，故治血与泽兰同功。近人用治痔漏云有效，春夏取生，秋冬取干者，不用盐醋，白水煮食，并饮其汁。或以酒煮焙研，糊丸，米饮日日服之。仍用煎水入盐少许，日日熏洗之。《医学集成》云：治痔用马兰根，捣敷片时，看肉平即去之。稍迟，恐肉反出也。

附方

诸疟寒热。赤脚马兰捣汁，入水少许，发日早服，或入少糖亦可。（《圣济总录》）

绞肠沙痛。马兰根叶，细嚼咽汁，立安。（《寿域神方》）

打伤出血。竹节草即马兰，同旱莲草、松香、皂子叶（即柜子叶，冬用皮），为末，搽入刀口。（《摘玄方》）

水肿尿涩。马兰菜一虎口，黑豆、小麦各一撮，酒、水各一钟，煎一钟，食前温服，以利小水，四五日愈。（杨起《简便方》）

青 葙

《本经》下品

释名 草蒿、姜蒿、昆仑草、野鸡冠、鸡冠苋。子名草决明。〔时珍曰〕青葙名义未详。胡麻叶亦名青蘘，此草又多生于胡麻地中，与之同名，岂以其相似而然耶？青蒿亦名草蒿，其功相似，而名亦相同，何哉？其子明目，与决明子同功，故有草决明之名。其花叶似鸡冠，嫩苗似苋，故谓之鸡冠苋。郑樵《通志》言俗名牛尾蒿者，误矣。

集解 〔《别录》曰〕青葙生平谷道旁。三月采茎叶，阴干。五月、六月采子。

〔时珍曰〕青葙生田野间，嫩苗似苋可食，长则高三四尺。苗叶花实与鸡冠花一样无别。但鸡冠花穗或有大而扁或团者。此则梢间出花穗，尖长四五寸，状如兔尾，水红色，亦有黄白色者，子在穗中，与鸡冠子及苋子一样难辨。苏恭言其结角，误矣。萧炳言黄花者名陶朱术，与陈藏器所说不同。

茎 叶

【气味】苦，微寒，无毒。

【主治】邪气，皮肤中热，风瘙身痒，杀三虫。(《本经》)

捣汁服，大疗温疠。(苏恭)

止金疮血。(《大明》)

子

【气味】苦，微寒，无毒。

【主治】唇口青。(《本经》)

治五脏邪气，益脑髓，镇肝，明耳目，坚筋骨，去风寒湿痹。(《大明》)

【发明】〔宗奭曰〕青葙子，《经》中不言治眼，唯《药性论》《日华子》始言治肝明目。今人多用治眼，殊与《经》意不相当。

〔时珍曰〕青葙子治眼，与决明子、苋实同功。《本经》虽不言治眼，而云一名草决明，主唇口青，则其明目之功可知矣。目者肝之窍，唇口青者足厥阴经之证，古方除热

亦多用之，青葙子之为厥阴药，又可知矣。况用之治目，往往有验，尤可征。据《魏略》云：初平中有青牛先生，常服青葙子丸，年百余岁，如五六十者。

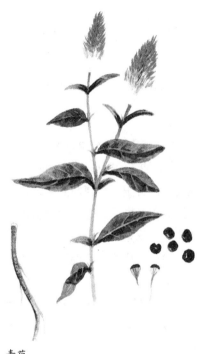

青葙

附方

鼻衄不止（眩冒欲死）。青葙子汁三合，灌入鼻中。(《贞元广利方》)

胡芦巴

宋《嘉祐》

释名 苦豆。

集解 〔禹锡曰〕胡芦巴出广州并黔州。春生苗，夏结子，子作细荚，至秋采。今人多用岭南者。或云是番萝卜子，未审的否？

〔颂曰〕今出广州。或云种出海南诸番，盖其国芦菔子也。舶客将种莳于岭外亦生，然不及番中来者真好。今医家治元脏虚冷为要药，而唐之前方不见用，本草不着，盖是近出。

【气味】苦，大温，无毒。

【主治】元脏虚冷气。得附子、硫黄，治肾虚冷，腹胁胀满，面色青黑。得茴香子、桃仁，治膀胱气甚效。（《嘉祐》）

治冷气疝瘕，寒湿脚气，益右肾，暖丹田。（时珍）

【发明】〔宗奭曰〕膀胱气，用此合桃仁（麸炒）等分，为末，半为散，半以酒糊和丸梧子大。每服五七十丸，空心盐酒下。其散以热米饮下，与丸子相间，空心服，日各一二服。

〔时珍曰〕胡芦巴，右肾命门药也。元阳不足，冷气潜伏，不能归元者，宜之。宋《惠民和剂局方》，有胡芦巴丸，治大人、小儿小肠奔豚偏坠，及小腹有形如卵，上下走痛，不可忍者。用胡芦巴八钱，茴香六钱，巴戟（去心）、川乌头（炮去皮）各二钱，楝实（去核）四钱，吴茱萸五钱。并炒为末，酒糊丸梧子大。每服十五丸，小儿五丸，盐酒下。

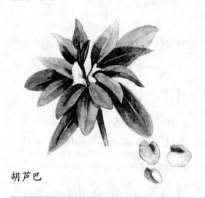

胡芦巴

附方

肾脏虚冷（腹胁胀满）。胡芦巴（炒）二两，熟附子、硫黄各七钱五分，为末，酒煮麴糊丸梧桐子大，每盐汤下三四十丸。（《圣济总录》）

冷气疝瘕。胡芦巴（酒浸晒干）、荞麦（炒，研面）各四

两，小茴香一两，为末，酒糊丸梧子大。每服五十丸，空心盐汤或盐酒下。服至两月，大便出白脓，则除根。（方广《心法附余》）

阴癞肿痛（偏坠，或小肠疝气，下元虚冷，久不愈者）。沉香内消丸主之。沉香、木香各半两，胡芦巴（酒浸炒）、小茴香（炒）各二两。为末，酒糊丸梧子大。每服五七十丸，盐酒下。

气攻头痛。胡芦巴（炒）、三棱（酒浸焙）各半两，干姜（炮）二钱半，为末，姜汤或温酒每服二钱。（《济生方》）

寒湿脚气（腿膝疼痛，行步无力）。胡芦巴（酒浸一宿，焙）、破故纸（炒香）各四两，为末。以木瓜切顶去瓤，安药在内令满，用顶合住签定，烂蒸，捣丸梧子大。每服七十丸，空心温酒下。（杨氏《家藏方》）

蠡实

《本经》中品

释名　荔实、马蔺子、马帚、铁扫帚、剧草。〔恭曰〕此即马蔺子也。《月令》：仲冬荔挺出。郑玄注云：荔，马薤也。《通俗文》云：一名马蔺。《本草》谓之荔实。〔颂曰〕马蔺子，北人讹为马楝子。《广雅》云：马薤，荔也。高诱云：荔挺出，荔草挺出也。讲礼者不识，呼为荔挺，又作马苋，并误矣。马苋亦名豚耳，即马齿也。〔时珍曰〕《尔雅》云：荓（音瓶），马帚也。此即荔草，谓其可为马刷，故名。今河南北人呼为铁扫帚，是矣。

集解　〔《别录》曰〕蠡实生河东川谷，五月采实，阴干。

〔时珍曰〕蠡草生荒野中，就地丛生，一本二三十茎，苗高三四尺，叶中抽茎，开花结实。

实

【气味】甘，平，无毒。

【主治】皮肤寒热，胃中热气，风寒湿痹，坚筋骨，令人嗜食。久服轻身。（《本经》）

止心烦满，利大小便，长肌肤肥大。（《别录》）

疗金疮血内流，痈肿，有效。（苏恭）

妇人血气烦闷，产后血晕，并经脉不止，崩中带下，消一切疮疖，止鼻衄吐血，通小肠，消酒毒，治黄病，杀蕈毒，敷蛇虫咬。（《大明》）

治小腹疝痛，腹内冷积，水痢诸病。（时珍）

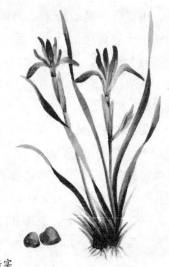

蠡实

附方

肠风下血（有疙瘩疮，破者不治）。马蔺子一斤（研破酒浸，夏三、冬七日，晒干），何首乌半斤，雄黄、雌黄各四两，为末，以浸药酒打糊丸梧子大。每服三十丸，温酒下，日三服，见效。（《普济方》）

花茎及根叶

【主治】去白虫（《本经》）

疗喉痹，多服令人溏泄。（《别录》）

主痈疽恶疮。（时珍）

【发明】〔颂曰〕蠡草花实皆入药。《列仙传》云：寇先生宋人，好种荔，食其葩实，是矣。

〔时珍曰〕按叶盛《水东日记》云：北方田野人患胸腹饱胀者，取马楝花擂凉水服，即泄数行而愈。据此则多服令人泄之说有验，而蠡实之为马蔺更无疑矣。

附方

睡死不寤。蠡实根一握，杵烂，以水绞汁，稍稍灌之。（《外台秘要》）

喉痹肿痛（喘息欲死者）。《外台秘要》：用马蔺根叶二两，水一升半，煮一盏，细饮之，立瘥。《圣惠方》：用根捣汁三合，蜜一合，慢火熬成，徐徐点之，日五七度。一方：单汁饮之，口噤者灌下。无生者，以刷煎汁。

沙石热淋。马蔺花七枚（烧），故笔头二七枚（烧），粟米一合（炒），为末。每服三钱，酒下，日二服。名通神散。

小便不通。马蔺花（炒）、茴香（炒）、葶苈（炒），为末，每酒服二钱。（《十便良方》）

一切痈疽（发背恶疮）。用铁扫帚，同松毛、牛膝，以水煎服。（《乾坤生意》）

面上瘢黡。取铁扫帚，地上自落叶，并子，煎汤频洗，数次自消。（《寿域神方》）

酸　浆

《本经》中品

释名　醋浆、苦葴（音针）、苦耽、灯笼草、天泡草、王母珠、洛神珠。〔时珍曰〕酸浆，以子之味名也。苦葴、苦耽，以苗之味名也。灯笼、皮弁，以角之形名也。王母、洛神珠，以子之形名也。按杨慎《卮言》云：《本草》灯笼草、苦耽、酸浆，皆一物也。修《本草》者非一时一人，故重复耳。燕京野果名红姑娘，处垂绛囊，中含赤子如珠，酸甘可食，盈盈绕砌，与翠草同芳，亦自可爱。盖姑娘乃瓜囊之讹，古者瓜姑同音，娘囊之音亦相近耳。此说得之，故今以《本经》酸浆、《唐本草》灯笼草、宋《嘉祐本草》苦耽，俱并为一焉。

集解　〔《别录》曰〕酸浆生荆楚川泽及人家田园中，五月采，阴干。

〔弘景曰〕酸浆处处多有，苗似水茄而小，叶亦可食。子作房，房中有子如梅李大，皆黄赤色，小儿食之。

〔时珍曰〕龙葵、酸浆，一类二种也。酸浆、苦耽，一种二物也。但大者为酸浆，小者为苦耽，以此为别。败酱亦名苦耽，与此不同。其龙葵、酸浆苗叶一样。但龙葵茎无毛，五月入秋开小白花，五出黄蕊，结子无壳，累累数颗同枝，子有蒂盖，生青熟紫黑。其酸浆同时开小花黄白色，紫心白蕊，其花如杯状，无瓣，但有五尖，结一铃壳，凡五棱，一枝一颗，下悬如灯笼之状，壳中一子，状如龙葵子，生青熟赤。以此分别，便自明白。按《庚辛玉册》云：灯笼草四方皆有，唯川陕者最大。叶似龙葵，嫩时可食。四、五月开花结实，有四叶盛之如灯笼。三叶酸草附于酸浆之后，盖不知其名同物异也。

苗　叶　茎　根

【气味】苦，寒，无毒。

【主治】酸浆：治热烦满，定志益气，利水道。（《本经》）

捣汁服，治黄病，多效。

（弘景）

灯笼草：治上气咳嗽风热，明目，根茎花实并宜。（《唐本》）

【发明】〔震亨曰〕灯笼草，苦能除湿热，轻能治上焦，故主热咳咽痛。此草治热痰咳嗽，佛耳草治寒痰咳嗽也。与片芩清金丸同用，更效。

〔时珍曰〕酸浆利湿除热。除热故清肺治咳；利湿故能化痰治疸。一人病虚乏咳嗽有痰，愚以此加入汤中用之，有效。

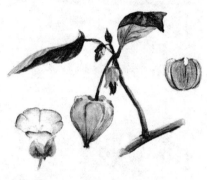

酸浆

治骨蒸劳热，尸疰痀瘦，痰癖热结，与苗茎同功。（《嘉祐》）

附方

热咳咽痛。灯笼草为末，白汤服，名清心丸。仍以醋调敷喉外。（《丹溪纂要》）

喉疮作痛。灯笼草，炒焦研末，酒调呷之。（《医学正传》）

灸疮不发。酸浆叶贴之。

子

【气味】酸，平，无毒。

【主治】热烦满，定志益气，利水道，产难吞之立产。（《本经》）

食之，除热，治黄病，尤益小儿。（苏颂）

附方

酸浆实丸。治三焦肠胃伏热，妇人胎热难产。用酸浆实五两，苋实三两，马蔺子（炒）、大盐（另研）、榆白皮（炒）二两，柴胡、黄芩、瓜蒌根、闾茹各一两，为末，炼蜜丸梧子大。每服三十丸，木香汤下。（《普济方》）

天泡湿疮。天泡草铃儿生捣敷之。亦可为末，油调敷。（邓才《杂兴方》）

王不留行

《本经》上品

释名 禁官花、剪金花、金盏银台。〔时珍曰〕此物性走而不住，虽有王命不能留其行，故名。吴普《本草》作一名王不流行，盖误也。

集解〔《别录》曰〕王不留行生太山山谷。二月、八月采。

〔弘景曰〕今处处有之。叶似酸浆，子似菘子。人言是蓼子，不尔。多入痈瘘方用。

〔时珍曰〕多生麦地中。苗高者一二尺。三、四月开小花，如铎铃状，红白色。结实如灯笼草子，壳有五棱，壳内包一实，大如豆。实内细子，大如菘子，生白熟黑，正圆如细珠可爱。陶氏言叶似酸浆，苏氏言花如菘子状者，皆欠详审，以子为花叶状也。灯笼草（即酸浆也），苗、子皆入药。

下乳引导用之，取其利血脉也。

〔时珍曰〕王不留行能走血分，乃阳明冲任之药。俗有"穿山甲、王不留，妇人服了乳长流"之语，可见其性行而不住也。

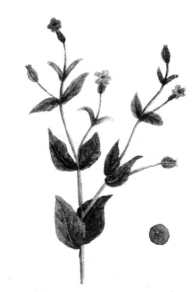

王不留行

苗 子

【气味】苦，平，无毒。

【主治】金疮止血，逐痛出刺，除风痹内寒。久服轻身耐老增寿。（《本经》）

止心烦鼻衄，痈疽恶疮瘘乳，妇人难产。（《别录》）

治风毒，通血脉。（甄权）

游风风疹，妇人血经不匀，发背。（《日华》）

下乳汁。（元素）

利小便，出竹木刺。（时珍）

【发明】〔元素曰〕王不留行，

附方

鼻衄不止。剪金花连茎叶阴干，浓煎汁温服，立效。（《指南方》）

粪后下血。王不留行末，水服一钱。（《圣济总录》）

金疮亡血。王不留行散：治身被刀斧伤，亡血。用王不留行十分（八月八日采之），蒴藋细叶十分（七月七日采之），桑东南根白皮十分（三月三日采之），川椒三分，甘草十分，黄芩、干姜、芍药、厚朴各二分。以前三味烧存性，后六味为散，合之。每大疮饮服方寸匕，小疮但粉之。产后亦可服。（张仲景《金匮要略》）

头风白屑。王不留行、香白芷等分，为末。干掺，一夜篦去。（《圣惠方》）

痈疽诸疮。王不留行汤：治痈疽妒乳，月蚀白秃，及面上久疮，去虫止痛。用王不留行、东南桃枝、东引茱萸根皮各五两，蛇床子、牡荆子、苦竹叶、疾藜子各三升，大麻子一升。

以水二斗半，煮取一斗，频频洗之。（《千金方》）

误吞铁石（骨刺不下，危急者）。王不留行、黄柏等分，为末，汤浸蒸饼，丸弹子大，青黛为衣，线穿挂风处。用一丸，冷水化灌之。（《百一选方》）

妇人乳少（因气郁者）。涌泉散：王不留行、穿山甲（炮）、龙骨、瞿麦穗、麦门冬等分，为末。每服一钱，热酒调下，后食猪蹄羹，仍以木梳梳乳，一日三次。（《卫生宝鉴》）

箬

释名 篛（与箬同）、辽叶。〔时珍曰〕箬若竹而弱，故名。其生疏辽，故又谓之辽。

集解 〔时珍曰〕箬生南方平泽。其根与茎皆似小竹，其节箨与叶皆似芦荻，而叶之面青背淡，柔而韧，新旧相代，四时常青。南人取叶作笠，及裹茶盐，包米粽，女人以衬鞋底。

叶

【气味】甘，寒，无毒。

【主治】男女吐血、衄血、呕血、咯血、下血。并烧存性，温汤

服一钱匕。又通小便，利肺气喉痹，消痈肿。（时珍）

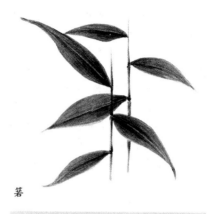

箬

附方

肺壅鼻衄。箬叶（烧灰）、白面三钱。研匀，井花水服二钱。（《圣济总录》）

经血不止。箬叶灰、蚕纸灰等分，为末。每服二钱，米饮下。（《圣济总录》）

肠风便血。茶篓内箬叶，烧存性。每服三匙，空心糯米汤下。或入麝香少许。（王璆《百一选方》）

男妇血淋（亦治五淋）。多年煮酒瓶头箬叶（三五年至十年者尤佳），每用七个，烧存性，入麝香少许，陈米饮下，日三服。有人患此，二服

愈。福建煮过夏月酒多有之。（《百一选方》）

小便涩滞（不通）。干箬叶一两（烧灰），滑石半两，为末，每米饮服三钱。（《普济方》）

男妇转脬。方同上。

吹奶乳痈。五月五日粽箬烧灰，酒服二钱，即散，累效。（《济急仙方》）

甘　蕉

《别录》下品

释名　芭蕉、天苴、芭苴。〔时珍曰〕按陆佃《埤雅》云：蕉不落叶，一叶舒则一叶焦，故谓之焦。俗谓干物为巴，巴亦蕉意也。《稽圣赋》云：竹布实而根苦，蕉舒花而株槁。芭苴乃蕉之音转也。蜀人谓之天苴。曹叔雅《异物志》云：芭蕉结实，其皮赤如火，其肉甜如蜜，四五枚可饱人，而滋味常在牙齿间，故名甘蕉。

集解　〔弘景曰〕甘蕉本出广州。今江东　并有，根叶无异，唯子不堪食耳。

〔恭曰〕甘蔗出岭南者，子大味甘；北间者，但有花无实。

〔颂曰〕今二广、闽中、川蜀皆有，而闽广者实极甘美可啖，他处虽多，而作花者亦少，近时中州种之甚盛，皆芭蕉也。其类亦多。有子者名甘蕉，卷心中抽干作花。初生大萼，似倒垂菡萏，有十数层，层皆作瓣，渐大则花出瓣中，极繁盛。红者如火炬，谓之红蕉。白者如蜡色，谓之水蕉。其花大类象牙，故谓之牙蕉。其实亦有青黄之别，品类亦多，最甘美，曝干可寄远，北土得以为珍果。其茎解散如丝，闽人以灰汤练治，纺缉为布，谓之蕉葛。

〔宗奭曰〕芭蕉三年以上即有花，自心中抽出，一茎止一花，全如莲花，瓣亦相似，但色微黄绿，中心无蕊，悉是花叶也。花头常下垂，每一朵自中夏开，直至中秋后方尽，凡三叶开则三叶脱落也。

〔时珍曰〕按万震《南州异物志》云：甘蔗即芭蕉，乃草类也。望之如树株，大者一围余。叶长丈许，广尺余至二尺。其茎虚软如芋，皆重皮相裹。根如芋魁，青色，大者如车毂。花着茎末，大如酒杯，形色如莲花。子各为房，实随花长，每花一阖，各有六子，先后相次，子不俱生，花不俱落也。蕉子凡三种，未熟时皆苦涩，熟时皆甜而脆，味如葡萄，可以疗饥。一种子大如拇指，长六七寸，锐似羊角，两两相抱者，名羊角蕉，剥其皮黄白色，味最甘美。一种子大如鸡卵，有类牛乳者，名牛乳蕉，味微减。一种子大如莲子，长四五寸，形正方者，味最弱也。并可蜜藏为果。

【气味】甘，大寒，无毒。

【主治】生食，止渴润肺。蒸熟晒裂，春取仁食，通血脉，填骨髓。（孟诜）

生食，破血，合金疮，解酒毒。干者，解肌热烦渴。（吴瑞）

除小儿客热，压丹石毒。（时珍）

根

【气味】甘，大寒，无毒。

【主治】痈肿结热。（《别录》）

捣烂敷肿，去热毒。捣汁服，治产后血胀闷。（苏恭）

主黄胆。（孟诜）

治头风游风。（《大明》）

附方

天行热狂。芭蕉根捣汁饮之。（《日华子本草》）

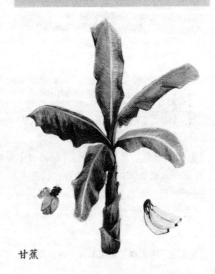
甘蔗

消渴饮水（骨节烦热）。用生芭蕉根捣汁，时饮一二合。（《圣惠方》）

疮口不合。芭蕉根取汁，抹之良。（《直指方》）

叶

【主治】肿毒初发，研末，和生姜汁涂之。（时珍，《圣惠方》）

花

【主治】心痹痛。烧存性研，盐汤点服二钱。（《日华》）

附方

岐毒初起。芭蕉叶，熨斗内烧存性，入轻粉，麻油调涂，一日三上，或消或破，皆无痕也。（《仁斋直指方》）

鳢肠

《唐本草》

释名 莲子草、旱莲草、墨头草、墨菜、猢孙头、猪牙草。〔时珍曰〕鳢，乌鱼也，其肠亦乌。此草柔茎，断之有墨汁出，故名，俗呼墨菜是也。细实颇如莲房状，故得莲名。

集解〔恭曰〕鳢肠生下湿地，所在坑渠间多有。苗似旋复。二月、八月采，阴干。

〔颂曰〕处处有之，南方尤多。此有二种：一种叶似柳而光泽，茎似马齿苋，高一二尺，开花细而白，其实若小莲房，苏恭谓似旋复者是也；一种苗梗枯瘦，颇似莲花而黄色，实亦作房而圆，南人谓之连翘者。二种折其苗皆有汁出，须臾而黑，俗谓之旱莲子，亦谓之金陵草。

〔时珍曰〕旱莲有二种：一种苗似旋复而花白细者，是鳢肠；一种花黄紫而结房如莲房者，乃是小莲翘也，炉火家亦用之，见连翘条。

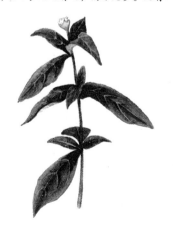

鳢肠

草

【气味】甘、酸，平，无毒。

【主治】血痢。针灸疮发，洪

血不可止者，敷之立已。汁涂眉发，生速而繁。（《唐本》）

乌髭发，益肾阴。（时珍）

止血排脓，通小肠，敷一切疮并蚕瘑。（《大明》）

膏点鼻中，添脑。（萧炳）

附方

金陵煎（益髭发，变白为黑）。金陵草一秤，六月以后收采，拣青嫩无泥土者。不用洗，摘去黄叶，烂捣，新布绞取汁，以纱绢滤过，入通油器钵盛之，日中煎五日。又取生姜一斤绞汁，白蜜一斤合和，日中煎，以柳本篦搅勿停手，待如稀饧，药乃成矣。每旦日及午后各服一匙，以温酒一盏化下。如欲作丸，日中再煎，令可丸，大如梧子，每服三十丸。及时多合为

佳，其效甚速。（孙真人《千金月令方》）

乌须固齿。《摄生众妙方》：七月取旱莲草（连根）一斤（用无灰酒洗净），青盐四两（淹三宿）。同汁入油锅中，炒存性，研末。日用擦牙，连津咽之。又法：旱莲取汁，同盐炼干，研末擦牙。

一切眼疾（翳膜遮障，凉脑，治头痛，能生发）。五月五日平旦合之。莲子草一握，蓝叶一握，油一斤。同浸，密封四十九日。每卧时，以铁匙点药摩顶上，四十九遍，久久甚佳。（《圣济总录》）

肠风脏毒（下血不止）。旱莲子草，瓦上焙，研末。每服二钱，米饮下。（《家藏经验方》）

蛇含

《本经》下品

释名 蛇衔、威蛇、小龙牙。〔时珍曰〕按刘敬叔《异苑》云：有田父见一蛇被伤，一蛇衔一草着疮上，经日伤蛇乃去。田父因取草治蛇疮皆验，遂名曰蛇衔草也。其叶似龙牙而小，背紫色，故俗名小龙牙，又名紫背龙牙。

集解 〔《别录》曰〕蛇含出益州山谷，　八月采，阴干。

〔弘景曰〕蛇衔处处有之。有两种，并生石上，亦生黄土地。当用细叶有黄花者。

〔颂曰〕出益州，今近处亦有。生土石上，或下湿地。蜀中人家亦种之，辟蛇。一茎五叶或七叶。有两种。八月采根阴干。

〔时珍曰〕此二种：细叶者名蛇衔，大叶者名龙衔。龙衔亦入疮膏用。

【气味】苦，微寒，无毒。

【主治】惊痫。寒热邪气，除热，金疮疽痔，鼠瘘恶疮头疡。（《本经》）

疗心腹邪气，腹痛湿痹，养胎，利小儿。（《别录》）

敷蛇虺蜂毒。（《大明》）

紫背龙牙：解一切蛇毒。治咽喉肿痛，含咽之便效。（苏颂）

【发明】〔藏器曰〕蛇含治蛇咬。今以草纳蛇口中，纵伤人亦不能有毒也。种之，亦令无蛇。

〔时珍曰〕按葛洪《抱朴子》云：蛇衔膏连已断之指。今考葛洪《肘后方》载蛇衔膏云：治痈肿瘀血，产后积血，耳目诸病，牛领马鞍疮。用蛇衔、大黄、附子、芍药、大戟、细辛、独活、黄芩、当归、莽草、蜀椒各一两，薤白十四枚。研为末，以苦酒淹一宿，以猪膏二斤，七星火上煎沸，成膏收之。

每温酒服一弹丸，日再服。病在外，摩之敷之；在耳，绵裹塞之；在目，点之。若入龙衔藤一两，则名龙衔膏也。所谓连断指者，不知即此膏否？

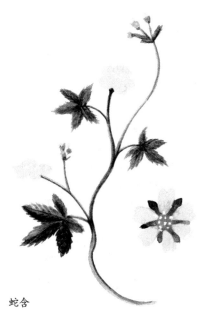

蛇含

蓝

释名〔时珍曰〕按陆佃《埤雅》云,《月令》:仲夏令民无刈蓝以染。郑玄言恐伤长养之气也。然则刈蓝先王有禁,制字从监,以此故也。

集解〔《别录》曰〕蓝实生河内平泽,其茎叶可以染青。

〔弘景曰〕此即今染缲碧所用者,以尖叶者为胜。

〔恭曰〕蓝有三种:一种叶围径二寸许,厚三四分者,堪染青,出岭南,太常名为木蓝子;陶氏所说乃是菘蓝,其汁抨为淀甚青者,《本经》所用乃是蓼蓝实也,其苗似蓼而味不辛,不堪为淀,唯作碧色尔。

〔颂曰〕蓝处处有之,人家蔬圃作畦种。至三月、四月生苗,高三二尺许,叶似水蓼,花红白色,实亦若蓼子而大,黑色,五月、六月采实。但可染碧,不堪作淀,此名蓼蓝,即医方所用者也。别有木蓝,出岭南,不入药。有菘蓝,可为淀,亦名马蓝。《尔雅》所谓“葳,马蓝”是也。又福州一种马蓝,四时俱有,叶类苦荬菜,土人连根采服,治败血。江宁一种吴蓝,二月内生,如蒿,叶青花白,亦解热毒。此二种虽不类,而俱有蓝名,且古方多用吴蓝,或恐是此,故并附之。

〔宗奭曰〕蓝实即大蓝实也。谓之蓼蓝者,非是,乃《尔雅》所谓马蓝者。解诸药毒不可阙也。实与叶两用,注不解实,只解叶,为未尽。

〔时珍曰〕蓝凡五种,各有主治,唯蓝实专取蓼蓝者。蓼蓝:叶如蓼,五、六月开花,成穗细小,浅红色,子亦如蓼,岁可三刈,故先王禁之。菘蓝:叶如白菘。马蓝:叶如苦荬,即郭璞所谓大叶冬蓝,俗中所谓板蓝者。二蓝花子并如蓼蓝。吴蓝:长茎如蒿而花白,吴人种之。木蓝:长茎如决明,高者三四尺,分枝布叶,叶如槐叶,七月开淡红花,结角长寸许,累累如小豆角,其子亦如马蹄决明子而微小,迥与诸蓝不同,而作淀则一也。别有甘蓝,可食。

蓝实

【气味】苦,寒,无毒。

【主治】解诸毒,杀蛊蚑疰鬼螫毒。久服头不白,轻身。(《本经》)

填骨髓,明耳目,利五脏,调六腑,通关节,治经络中结气,使人健少睡,益心力。(甄权)

疗毒肿。(苏颂)

蓝叶汁

此蓼蓝也。

【气味】苦、甘,寒,无毒。

【主治】杀百药毒,解野狼毒、射罔毒。(《别录》)

汁涂五心,止烦闷,疗蜂螫

毒。（弘景）

斑蝥、芫青、樗鸡毒。朱砂、砒石毒。（时珍）

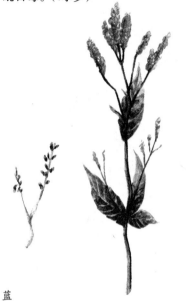

蓝

吴蓝

【气味】苦、甘，冷，无毒。

【主治】寒热头痛，赤眼，天行热狂，疗疮，游风热毒，肿毒风疹，除烦止渴，杀疳，解毒药毒箭，金疮血闷，毒刺虫蛇伤，鼻衄吐血，排脓，产后血运，小儿壮热，解金石药毒、狼毒、射罔毒。（《大明》）

【发明】〔震亨曰〕蓝属水，能使败血分归经络。

〔时珍曰〕诸蓝形虽不同，而性味不远，故能解毒除热。唯木蓝叶力似少劣，蓝子则专用蓼蓝者也。至于用淀与青布，则是刈蓝浸水入石灰澄成者，性味不能不少异，不可与蓝汁一概论也。有人病呕吐，服玉壶诸丸不效，用蓝汁入口即定，盖亦取其杀虫降火尔。如此之类，不可不知。

〔颂曰〕蓝汁治虫豸伤。刘禹锡《传信方》著其法云：取大蓝汁一碗，入雄黄、麝香二物少许，以点咬处，仍细服其汁，神异之极也。

附方

阴阳易病。伤寒初愈，交合阴阳，必病拘急，手足拳，小腹急热，头不能举，名阴阳易，当汗之。满四日难治。蓝一把，雄鼠屎二七枚，水煎服，取汗。（《肘后方》）

小儿赤痢。捣青蓝汁二升，分四服。（《子母秘录》）

惊痫发热。干蓝、凝水石等分，为末，水调敷头上。（《圣惠方》）

上气咳嗽（呷呀息气，喉中作声，唾黏）。以蓝叶水浸捣汁一升，空腹频服。须臾以杏仁研汁，煮粥食之。一两日将息，依

前法更服，吐痰尽方瘥。(《梅师方》)

飞血赤目（热痛）。干蓝叶（切）二升，车前草半两，淡竹叶（切）三握。水四升，煎二升，去滓温洗。冷即再暖，以瘥为度。(《圣济总录》)

应声虫病（腹中有物作声，随人语言，名应声虫病）。用板蓝汁一盏。分五服，效。(夏子益《奇疾方》)

卒中水毒。捣蓝青汁，敷头身令匝。(《肘后方》)

服药过剂（烦闷，及中毒烦闷欲死）。捣蓝汁服数升。(《肘后方》)

卒自缢死。以蓝汁灌之。(《千金方》)

唇边生疮（连年不瘥）。以八月蓝叶一斤，捣汁洗之，不过三度瘥。(《千金方》)

齿䘌肿痛。紫蓝烧灰敷之，日五度。(《广济方》)

白头秃疮。粪蓝煎汁频洗。(《圣济录》)

天泡热疮。蓝叶捣敷之，良。(《集简方》)

疮疹不快。板蓝根一两，甘

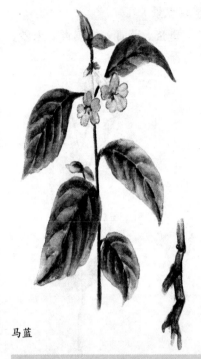

马蓝

草一分。为末。每服半钱或一钱，取雄鸡冠血三二点，同温酒少许调下。(钱氏《小儿方》)

腹中鳖症。蓝叶一升，捣，以水三升，绞汁服一升，日二次。(《千金方》)

毒箭伤人。蓝青捣饮并敷之。如无蓝，以青布渍汁饮。(《肘后方》)

马蓝

【主治】妇人败血。连根焙捣下筛，酒服一钱匕。(苏颂)

葵

释名 露葵、滑菜。〔时珍曰〕按《尔雅翼》云：葵者，揆也。葵叶倾日，不使照其根，乃智以揆之也。古人采葵必待露解，故曰露葵。今人呼为滑菜，言其性也。古者葵为五菜之主，今不复食之，故移入此。

集解 〔《别录》曰〕冬葵子生少室山。

〔颂曰〕葵处处有之。苗叶作菜茹，更甘美。冬葵子古方入药最多。葵有蜀葵、锦葵、黄葵、终葵、菟葵，皆有功用。

〔时珍曰〕葵菜古人种为常食，今之种者颇鲜。有紫茎、白茎二种，以白茎为胜。大叶小花，花紫黄色，其最小者名鸭脚葵。其实大如指顶，皮薄而扁，实内子轻虚如榆荚仁。四、五月种者可留子。六、七月种者为秋葵；八、九月种者为冬葵，经年收采；正月复种者为春葵。然宿根至春亦生。按王祯《农书》云：葵，阳草也。其菜易生，郊野甚多，不拘肥瘠地皆有之。为百菜之主，备四时之馔。本丰而耐旱，味甘而无毒。可防荒俭，可以菹腊，其枯枿可为榜簇，根、子又能疗疾，咸无遗弃。

叶

【气味】甘，寒，滑，无毒。

【主治】脾之菜也。宜脾，利胃气，滑大肠。（思邈）

除客热，治恶疮，散脓血，女人带下，小儿热毒下痢丹毒，并宜食之。（汪颖）

服丹石人宜食。（孟诜）

润燥利窍，功与子同。（同上）

【发明】〔时珍曰〕按唐王焘《外台秘要》云：天行斑疮，须臾通身，皆戴白浆，此恶毒气也。高宗永徽四年，此疮自西域东流于海内。但煮葵菜叶以蒜齑啖之，则止。又《圣惠方》亦云：小儿发斑，用生葵菜叶绞汁，少少与服，散恶毒气。按：此即今痘疮也。今之治者，唯恐其大、小二便频数，泄其元气，痘不起发。葵菜滑窍，能利二便，似不相宜，而昔人赖之。岂古今运气不同，故治法亦随时变易欤？

附方

肉锥怪疾。有人手足甲忽长，倒生刺肉，如锥痛不可忍者，但食葵菜即愈。（夏子益《奇疾方》）

诸瘘不合。先以泔清温洗，拭净，取葵菜微火烘暖贴之。不

过二三百叶，引脓尽，即肉生也。忌诸鱼、蒜、房事。(《必效方》)

汤火伤疮。葵菜为末敷之。(《食物本草》)

丹石发动（口干咳嗽者）。每食后饮冬月葵齑汁一盏，便卧少时。(《食疗本草》)

根

【气味】甘，寒，无毒。

【主治】恶疮，疗淋，利小便，解蜀椒毒。(《别录》)

小儿吞钱不出，煮汁饮之，神妙。(甄权)

治疮疮出黄汁。(孟诜)

利窍滑胎，止消渴，散恶毒气。(时珍)

附方

二便不通（胀急者）。生冬葵根二斤（捣汁三合），生姜四两（取汁一合）。和匀，分二服。连用即通也。消渴引饮（小便不利）。葵根五两，水三大盏，煮汁，平旦服，日一服。(并《圣惠方》)

漏胎下血（血尽子死）。葵根茎烧灰。酒服方寸匕，日三。(《千金方》)

妒乳乳痈。葵茎及子为末。酒服方寸匕，日二。(昝殷《产宝》)

身面疔疮（出黄汁者）。葵根烧灰，和猪脂涂之。(《食疗本草》)

小儿蓐疮。葵根烧末敷之。(《子母秘录》)

小儿紧唇。葵根烧灰，酥调涂之。(《圣惠方》)

蛇虺螫伤。葵根捣涂之。(《古今录验》)

冬葵子

【气味】甘，寒，滑，无毒。

【主治】五脏六腑，寒热羸瘦，五癃，利小便。久服坚骨长肌肉，轻身延年。(《本经》)

疗妇人乳难内闭，肿痛。(《别录》)

出痈疽头。(孟诜)

下丹石毒。(弘景)

通大便，消水气，滑胎治痢。（时珍）

【发明】〔时珍曰〕葵气味俱薄，淡滑为阳，故能利窍通乳，消肿滑胎也。其根叶与子功用相同。按陈自明《妇人良方》云：乳妇气脉壅塞，乳汁不行，及经络凝滞，奶房胀痛，留蓄作痈毒者。用葵菜子（炒香）、缩砂仁等分，为末，热酒服二钱。此药滋气脉，通营卫，行津液，极验。乃上蔡张不愚方也。

附方

大便不通（十日至一月者）。《肘后方》：冬葵子三升，水四升，煮取一升服。不瘥更作。《圣惠》：用葵子末、人乳汁等分，和服立通。

关格胀满（大小便不通，欲死者）。《肘后方》：用葵子二升，水四升，煮取一升，纳猪脂一丸如鸡子，顿服。《千金》：用葵子为末，猪脂和丸梧子大。每服五十丸，效止。

小便血淋。葵子一升，水三升，煮汁，日三服。（《千金方》）

妊娠患淋。冬葵子一升，水三升，煮二升，分服。（《千金方》）

产后淋沥（不通）。用葵子一合，朴硝八分，水二升，煎八合，下消服之。（《集验方》）

生产困闷。冬葵子一合，捣破，水二升，煮汁半升，顿服，少时便产。昔有人如此服之，登厕，立扑儿于厕中也。（《食疗》）

倒生口噤。冬葵子炒黄为末，酒服二钱匕，效。（《产宝》）

胎死腹中。葵子为末，酒服方寸匕。若口噤不开者，灌之，药下即苏。（《千金方》）

胞衣不下。冬葵子一合，牛膝一两，水二升，煎一升服。（《千金方》）

血痢产痢。冬葵子为末。每服二钱，入蜡茶一钱，沸汤调服，日三。（《圣惠方》）

海金沙

宋《嘉祐》

释名 竹园荽。〔时珍曰〕其色黄如细沙也。谓之海者，神异之也。俗名竹园荽，象叶形也。

集解〔禹锡曰〕出黔中郡，湖南亦有。生作小株，高一二尺。七月收其全科，于日中曝之，小干，以纸衬承，以杖击之，有细沙落纸上，且曝且击，以尽为度。

〔时珍曰〕江浙、湖湘、川陕皆有之，生山林下。茎细如线，引于竹木上，高尺许。其叶细如圆荽叶而甚薄，背面皆青，上多皱文。皱处有沙子，状如蒲黄粉，黄赤色。不开花，细根坚强。其沙及草皆可入药。方士采其草取汁，煮砂、缩贺。

【气味】 甘，寒，无毒。

【主治】 通利小肠。得栀子、马牙硝、蓬沙，疗伤寒热狂。或丸或散。(《嘉祐》)

治湿热肿满，小便热淋、膏淋、血淋、石淋茎痛，解热毒气。(时珍)

【发明】〔时珍曰〕海金沙，小肠、膀胱血分药也。热在二经血分者宜之。

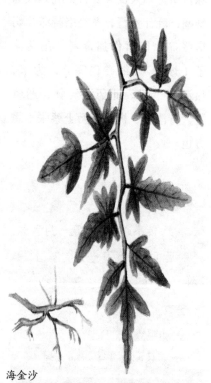

海金沙

附方

小便不通（脐下满闷）。海金沙一两，蜡面茶半两，捣碎。每服三钱，生姜甘草煎汤下，日二服。亦可末服。(《图经本草》)

膏淋如油。海金沙、滑石各一两，甘草梢二钱半。为末。每服二钱，麦门冬煎汤服，日二

次。(《仁存方》)

血淋痛涩(但利水道,则清浊自分)。海金沙末,新汲水或砂糖水服一钱。(《普济方》)

脾湿肿满(腹胀如鼓,喘不得卧)。海金沙散:用海金沙三钱,白术四两,甘草半两,黑牵牛头末一两半,为末。每服一钱,煎倒流水调下,得利为妙。(东垣《兰室秘藏》)

紫花地丁

《纲目》

■释名 箭头草、独行虎。

■集解 〔时珍曰〕处处有之。其叶似柳而微细,夏开紫花结角。平地生者起茎;沟壑边生者起蔓。《普济方》云:乡村篱落生者,夏秋开小白花,如铃儿倒垂,叶微似木香花之叶。此与紫花者相庆,恐别一种也。

【气味】苦、辛,寒,无毒。

【主治】一切痈疽发背,疔肿瘰疬,无名肿毒恶疮。(时珍)

附方

黄胆内热。地丁末,酒服三钱。(《乾坤秘韫》)

稻芒黏咽(不得出者)。箭头草嚼咽下。同上方。

痈疽恶疮。紫花地丁(连根)同苍耳叶等分。捣烂,酒一钟,搅汁服。(杨诚《经验方》)

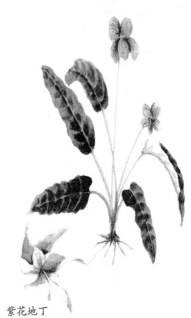

紫花地丁

痈疽发背(无名诸肿,贴之如神)。紫花地丁草,三伏时收。以白面和成,盐醋浸一夜

贴之。昔有一尼发背，梦得此方，数日而痊。（孙天仁《集效方》）

一切恶疮。紫花地丁根，日干，以罐盛，烧烟对疮熏之。出黄水，取尽愈。（《卫生易简方》）

瘰疬疔疮（发背诸肿）。紫花地丁根（去粗皮）同白蒺藜为末，油和涂神效。（《乾坤秘韫》）

疔疮肿毒。《永类方》：用紫花地丁草捣汁服，危极者亦效。杨氏方：用紫花地丁草、葱头、生蜜共捣贴之。若瘤疮，加新黑牛屎。

云 实

《本经》上品

释名 员实、云英、天豆、马豆、羊石子。〔时珍曰〕员亦音云，其义未详。豆以子形名。羊石当作羊矢，其子肖之故也。

集解〔《别录》曰〕云实，生河间川谷。十月采，曝干。

〔弘景曰〕处处有之。子细如葶苈子而小黑，其实亦类莨菪。烧之致鬼，未见其法术。

〔恭曰〕云实大如黍及大麻子等，黄黑似豆，故名天豆。丛生泽旁，高五六尺。叶如细槐，亦如苜蓿。枝间微刺。俗谓苗为草云母。陶云似葶苈者，非也。

〔时珍曰〕此草山原甚多，俗名粘刺。赤茎中空，有刺，高者如蔓。其叶如槐。三月开黄花，累然满枝。荚长三寸许，状如肥皂荚。内有子五六粒，正如鹊豆，两头微尖，有黄黑斑纹，厚壳白仁，咬之极坚，重有腥气。

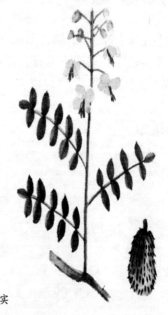

云实

实

【气味】辛，温，无毒。

【主治】泄痢肠澼，杀虫蛊毒，去邪恶结气，止痛，除寒热。（《本经》）

消渴。（《别录》）

治疟多用。（苏颂）

主下蛋脓血。（时珍）

附方

蛋下不止。云实、女萎各一两，桂半两，川乌头二两，为末，蜜丸梧子大。每服五丸，水下，日三服。（《肘后方》）

花

【主治】见鬼精物。多食令人狂走。久服轻身通神明。（《本经》）

杀精物，下水。（《别录》）

【发明】〔时珍曰〕云实花既能令人见鬼发狂，岂有久服轻身之理，此古书之讹也。

根

【主治】骨哽及咽喉痛。研汁咽之。（时珍）

茴 茹

《本经》下品

释名 离娄、掘据（音结居）。白者名草茴茹。〔时珍曰〕茴茹本作蒠蒤，其根牵引之貌。掘据，当作拮据，《诗》云，予手拮据，手口共作之状也。

集解 〔《别录》曰〕茴茹生代郡川谷。五月采根阴干。黑头者良。

〔时珍曰〕《范子计然》云：草茴茹出武都，白色。今亦处处有之，生山原中。春初生苗，高二三尺。根长大如萝卜、蔓菁状，或有歧出者，皮黄赤，肉白色，破之有黄浆汁。茎叶如大戟，而叶长微阔，不甚尖，折之有白汁。抱茎有短叶相对，团而出尖。叶中出茎，茎中分二三小枝。二、三月开细紫花，结实如豆大，一颗三粒相合，生青熟黑，中有白仁如续随子之状。今人往往皆呼其根为狼毒，误矣。狼毒叶似商陆、大黄辈，根无浆汁。

根

【气味】辛，寒，有小毒。

【主治】蚀恶肉败疮死肌，杀疥虫，排脓恶血，除大风热气，善忘不乐。（《本经》）

去热痹，破癥瘕，除瘜肉。（《别录》）

【发明】〔宗奭曰〕治马疥尤善，服食方用至少。

〔时珍曰〕《素问》治妇人血枯痛，用乌鲗骨、蔄茹二物丸服，方见乌鲗鱼下。王冰言蔄茹取其散恶血。孟诜《必效方》治甲疽生于脚趾边肿烂。用蔄茹三两，黄芪二两，苦酒浸一宿，以猪脂五合合煎，取膏三合。日三涂之，即消。又《圣惠方》治头风旋眩，鸱头丸中亦用之。

附方

缓疽肿痛。蔄茹一两，为散，温水服二钱匕。（《圣惠方》）

伤寒咽痛（毒攻作肿）。真蔄茹爪甲大，纳口中，嚼汁咽之。当微觉为佳。（张文仲《备急方》）

中焦热痞（善忘不禁）。蔄茹三分，甘草（炙）二两，消石。为末。每服一钱，鸡鸣时温酒下，以知为度。（《圣惠方》）

疥疮瘙痒。蔄茹末，入轻粉，香油调敷之。（《多能鄙事》）

谷部

本草纲目

李时珍曰：太古民无粒食，茹毛饮血。神农氏出，始尝草别谷，以教民耕蓺；又尝草别药，以救民疾夭。轩辕氏出，教以烹饪，制为方剂，而后民始得遂养生之道。《周官》有五谷、六谷、九谷之名，诗人有八谷、百谷之咏，谷之类可谓繁矣。《素问》云：五谷为养。麻、麦、稷、黍、豆，以配肝、心、脾、肺、肾。职方氏辨九州之谷，地官辨土宜種稑之种，以教稼穡树蓺，皆所以重民天也。五方之气，九州之产，百谷各异其性，岂可终日食之而不知其气味损益乎？

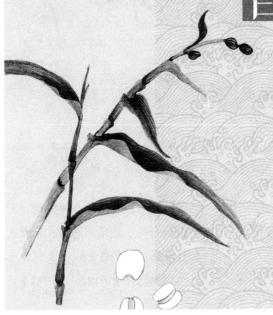

胡 麻

▌释名 巨胜、方茎、油麻、脂麻。〔时珍曰〕古者中国只有大麻，其实为蒉，汉使张骞始自大宛得油麻种来，故名胡麻，以别中国大麻也。

▌集解 〔时珍曰〕胡麻即脂麻也。有迟、早两种，黑、白、赤三色，其茎皆方。

【气味】甘，平，无毒。

【主治】伤中虚羸，补五内，益气力，长肌肉，填髓脑。久服，轻身不老。（《本经》）

补中益气，润养五脏，补肺气，止心惊，利大小肠，耐寒暑，逐风湿气、游风、头风，治劳气，产后羸困，催生落胞。细研涂发令长。白蜜蒸饵，治百病。（《日华》）

生嚼涂小儿头疮，煎汤浴恶疮、妇人阴疮，大效。（苏恭）

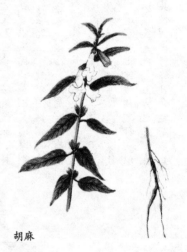

胡麻

大 麻

▌释名 火麻、黄麻、汉麻。雄者名枲麻、牡麻，雌者名苴麻、荸麻。花名麻勃。

▌集解 〔时珍曰〕大麻即今火麻，亦曰黄麻。处处种之，剥麻收子。有雌有雄：雄者为枲，雌者为苴。

麻 勃

【气味】辛，温，无毒。

【主治】一百二十种恶风，黑色遍身苦痒，逐诸风恶血，治女人经候不通。（《药性》）

治健忘及金疮内漏。（时珍）

〔时珍曰〕此当是麻子连壳者，故《周礼》朝事之笾供蕡。《月令》食麻，与大麻可食、蕡可供稍有分别，壳有毒而仁无毒也。

【气味】辛，平，有毒。

【主治】五劳七伤。（《本经》）

利五脏，下血寒气，破积止痹散脓。久服，通神明，轻身。（《别录》）

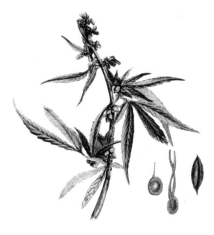

大麻

附方

风癫百病。麻子四升，水六升，猛火煮令芽生，去滓煎取二升，空心服之。或发或不发，或多言语，勿怪之。但令人摩手足，顷定。进三剂愈。（《千金》）

【气味】甘，平，无毒。

【主治】补中益气。久服，肥健不老，神仙。（《本经》）

治中风汗出，逐水气，利小便，破积血，复血脉，乳妇产后余疾。沐发，长润。（《别录》）

润五脏，利大肠风热结燥及热淋。（士良）

补虚劳，逐一切风气，长肌肉，益毛发，通乳汁，止消渴，催生难产。（《日华》）

取汁煮粥，去五脏风，润肺，治关节不通，发落。（孟诜）

利女人经脉，调大肠下痢。涂诸疮癞，杀虫。取汁煮粥食，止呕逆。（时珍）

【主治】熬黑压油，敷头，治发落不生。煎熟，时时啜之，治硫黄毒发身热。（时珍）

雀　麦

《唐本草》

释名　燕麦、杜姥草、牛星草。〔时珍曰〕此野麦也。燕雀所食，故名。

集解　〔恭曰〕雀麦在处有之，生故墟野林下。苗叶似小麦而弱，其实似穬麦而细。

〔宗奭曰〕苗与麦同，但穗细长而疏。唐刘梦得所谓"菟葵燕麦，动摇春风"者也。周定王曰：燕麦穗极细，每穗又分小叉十数个，子亦细小。舂去皮，作面蒸食，及作饼食，皆可救荒。

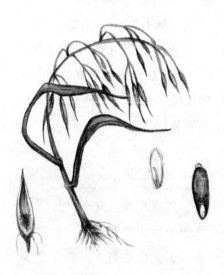

雀麦

【气味】甘，平，无毒。

【主治】充饥滑肠。（时珍）

【气味】甘，平，无毒。

【主治】女人产不出，煮汁饮之。（苏恭）

附方

齿䘌并虫（积年不瘥，从少至老者）。用雀麦（一名杜姥草，俗名牛星草），用苦瓠叶三十枚，洗净。取草剪长二寸，以瓠叶作五包包之，广一寸，厚五分。以三年酢渍之。至日中，以两包火中炮令热，纳口中，熨齿外边，冷更易之。取包置水中解视，即有虫长三分。老者黄色，少者白色。多即二三十枚，少即一二十枚。此方甚妙。（《外台秘要》）

稻

《别录》下品

释名 稌、糯。〔时珍曰〕稻稌者，粳、糯之通称。《物理论》所谓"稻者溉种之总称"，是矣。本草则专指糯以为稻也。稻从舀（音函），象人在臼上治稻之义。稌则方言稻音之转尔。其性黏软，故谓之糯。

集解 〔弘景曰〕道家方药有稻米、粳米俱用者，此则两物也。稻米白如霜，江东无此，故通呼粳为稻耳，不知色类复云何也？

〔时珍曰〕糯稻，南方水田多种之。其性黏，可以酿酒，可以为粢，可以蒸糕，可以熬饧，可以炒食。其类亦多，其谷壳有红、白二色，或有毛，或无毛。其米亦有赤、白二色，赤者酒多糟少，一种粒白如霜，长三四分者。《齐民要术》糯有九格、雉木、大黄、马首、虎皮、火色等名是矣。古人酿酒多用秫，故诸说论糯稻，往往费辩也。秫乃糯粟，见本条。

稻 米

【气味】苦，温，无毒。

【主治】作饭温中，令人多热，大便坚。（《别录》）

能行营卫中血积，解芫青、斑蝥毒。（士良）

益气止泄。（思邈）

补中益气。止霍乱后吐逆不止，以一合研水服之。（《大明》）

以骆驼脂作煎饼食，主痔疾。（萧炳）

暖脾胃，止虚寒泄痢，缩小便，收自汗，发痘疮。（时珍）

附方

霍乱烦渴（不止）。糯米三合，水五升，蜜一合，研汁分服，或煮汁服。（杨氏《产乳》）

三消渴病。梅花汤：用糯谷（炒出白花）、桑根（白皮）等分。每用一两，水二碗，煎汁饮之。（《三因方》）

下痢禁口。糯谷一升（炒出白花，去壳，用姜汁拌湿再炒），为末。每服一匙，汤下，三服即止。（《经验良方》）

久泄食减。糯米一升，水浸一宿，沥干，慢炒熟，磨筛，入怀庆山药一两。每日清晨用半盏，入砂糖二匙，胡椒末少许，以极滚汤调食。其味极佳，大有滋补。久服令人精暖有子，秘方也。（《松篁经验方》）

鼻衄不止（服药不应）。独圣散：用糯米微炒黄，为末。每服二钱，新汲水调下。仍吹少许入鼻中。（《简要济众方》）

劳心吐血。糯米半两，莲子心七枚，为末，酒服。孙仲盈云：曾用多效。或以墨汁作丸服之。（《澹寮方》）

女人白淫。糙糯米、花椒等分，炒为末，醋糊丸梧子大，每服三四十丸，食前醋汤下。（杨起《简便方》）

胎动不安（下黄水）。用糯米一合，黄芪、芎劳各五钱，水一升，煎八合，分服。（《产宝》）

小儿头疮。糯米饭烧灰，入轻粉，清油调敷。（《普济方》）

打扑伤损（诸疮）。寒食日浸糯米，逐日易水，至小满取出，日干为末，用水调涂之。（《便民图纂》）

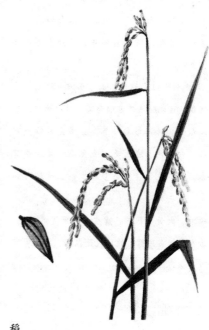

稻

米泔

【气味】甘，凉，无毒。

【主治】益气，止烦渴霍乱，解毒。食鸭肉不消者，顿饮一盏，即消。（时珍）

小 麦

释名 来。〔时珍曰〕许氏《说文》云：天降瑞麦，一来二麰，象芒刺之形，天所来也。如足行来，故麦字从来。

集解 〔时珍曰〕北人种麦漫撒，南人种麦撮撒。北麦皮薄面多，南麦反此。

【气味】甘，微寒，无毒。

【主治】除客热，止烦渴咽燥，利小便，养肝气，止漏血唾血。（《别录》）

养心气，心病宜食之。（思邈）

煎汤饮，治暴淋。（宗奭）

陈者煎汤饮，止虚汗。（时珍）

【发明】〔时珍曰〕按《素问》云：麦属火，心之谷也。郑玄云：麦有孚甲，属木。许慎云：麦属金，金王而生，火王而死。三说各异。而《别录》云麦养肝气，与郑说合。孙思邈云麦养心气，与《素问》合。夷考其功，除烦、止渴、收汗、利溲、止血，皆心之病也，当以《素问》为准。盖许以时，郑以形，而《素问》以功性，故立论不同尔。

〔震亨曰〕饥年用小麦代谷，须晒燥，以少水润，春去皮，煮为饭食，可免面热之患。

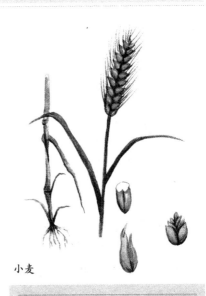

小麦

附方

消渴心烦。用小麦作饭及粥食。（《心镜》）

老人五淋（身热腹满）。小麦一升，通草二两，水三升，煮一升，饮之即愈。（《奉亲书》）

眉炼头疮。用小麦烧存性，为末。油调敷。（《儒门事亲》）

白癜风癣。用小麦摊石上，烧铁物压出油。搽之甚效。（《医学正传》）

薏苡仁

《本经》上品

释名 解蠡、芑实。〔时珍曰〕薏苡名义未详。其叶似蠡实叶而解散。又似芑黍之苗，故有解蠡、芑实之名。薏米乃其坚硬者，有赣强之意。苗名屋菼。《救荒本草》云：回回米又呼西番蜀秫。俗名草珠儿。

集解 〔《别录》曰〕薏苡仁生真定平泽及田野。八月采实，采根无时。

〔弘景曰〕真定县属常山郡。近道处处多有，人家种之。出交趾者子最大，彼土呼为𥢢珠。故马援在交趾饵之，载还为种，人谗以为珍珠也。实重累者为良。取仁用。

〔时珍曰〕薏苡人多种之。二、三月宿根自生。叶如初生芭茅。五、六月抽茎开花结实。

【气味】甘，微寒，无毒。

【主治】筋急拘挛，不可屈伸，久风湿痹，下气。久服，轻身益气。（《本经》）

除筋骨中邪气不仁，利肠胃，消水肿，令人能食。（《别录》）

炊饭作面食，主不饥，温气。煮饮，止消渴，杀蛔虫。（藏器）

治肺痿肺气，积脓血，咳嗽涕唾，上气。煎服，破毒肿。（甄权）

去干湿脚气，大验。（孟诜）

健脾益胃，补肺清热，去风胜湿。炊饭食，治冷气。煎饮，利小便热淋。（时珍）

【发明】〔时珍曰〕薏苡仁属土，阳明药也，故能健脾益胃。虚则补其母，故肺痿、肺痈用之。筋骨之病，以治阳明为本，故拘挛筋急风痹者用之。土能胜水除湿，故泄痢水肿用之。按古方小续命汤注云：中风筋急拘挛，语迟脉弦者，加薏苡仁。亦扶脾抑肝之义。

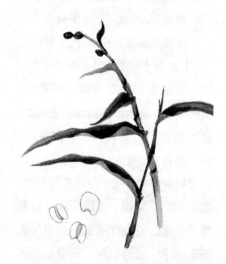

薏苡仁

附方

薏苡仁饭。治冷气。用

薏苡仁舂熟，炊为饭食。气味欲如麦饭乃佳。或煮粥亦好。（《广济方》）

薏苡仁粥。治久风湿痹，补正气，利肠胃，消水肿，除胸中邪气，治筋脉拘挛。薏苡仁为末，同粳米煮粥，日日食之，良。（《食医心镜》）

风湿身疼（日晡剧者）。张仲景麻黄杏仁薏苡仁汤主之。麻黄三两，杏仁二十枚，甘草、薏苡仁各一两，以水四升，煮取二升，分再服。（《金匮要略》）

水肿喘急。用郁李仁三两研，以水滤汁，煮薏苡仁饭，日二食之。（《独行方》）

沙石热淋（痛不可忍）。用玉秫（即薏苡仁也，子、叶、根皆可用）水煎热饮。夏月冷饮。以通为度。（杨氏《经验方》）

肺痈咳唾（心胸甲错者）。以淳苦酒煮薏苡仁令浓，微温顿服。肺有血，当吐出愈。（《范汪方》）

肺痈咯血。薏苡仁三合（捣烂），水二大盏，煎一盏，入酒少许，分二服。（《济生》）

喉卒痈肿。吞薏苡仁二枚，良。（《外台》）

痈疽不溃。薏苡仁一枚，吞之。（姚僧恒方）

孕中有痈。薏苡仁煮汁，频频饮之。（《妇人良方补遗》）

罂子粟

宋《开宝》

释名 米囊子、御米、象谷。〔时珍曰〕其实状如罂子，其米如粟，乃象乎谷，而可以供御，故有诸名。

集解 〔藏器曰〕嵩阳子云：罂粟花有四叶，红白色，上有浅红晕子。其囊形如髇箭头，中有细米。

〔时珍曰〕罂粟秋种冬生，嫩苗作蔬食甚佳。叶如白苣，三、四月抽薹结青苞，花开则苞脱。花凡四瓣，大如仰盏，罂在花中，须蕊裹之。花开三日即谢，而罂在茎头，长一二寸，大如马兜铃，上有盖，下有蒂，宛然如酒罂。中有白米极细，可煮粥和饭食。水研滤浆，同绿豆粉作腐食尤佳。亦可取油。其壳入药甚多，而本草不载，乃知古人不用之也。江东人呼千叶者为丽春花。

或谓是罂粟别种，盖亦不然。其花变态，本自不常。有白者、红者、紫者、粉红者、杏黄者、半红者、半紫者、半白者。

米

【气味】甘，平，无毒。

【主治】丹石发动，不下饮食，和竹沥煮作粥食，极美。（《开宝》）

治泻痢，润燥。（时珍）

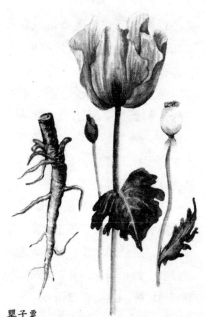

罂子粟

不固，而肠滑肛脱。咳嗽诸痛既久，则气散不收，而肺胀痛剧。故俱宜此涩之固之，收之敛之。按杨氏《直指方》云：粟壳治痢，人皆薄之，固矣。然下痢日久，腹中无积痛，当止涩者，岂容不涩？不有此剂，何以对治乎？但要有辅佐耳。又王硕《易简方》云：粟壳治痢如神。但性紧涩，多令呕逆，故人畏而不敢服。若用醋制，加以乌梅，则用得法矣。或同四君子药，尤不致闭胃妨食而获奇功也。

附方

反胃吐食。罂粟粥：用白罂粟米三合，人参末三大钱，生山芋五寸（细切，研）。三物以水一升二合，煮取六合，入生姜汁及盐花少许，和匀分服。不计早晚，亦不妨别服汤丸。（《图经》）

壳

【气味】酸、涩，微寒，无毒。

【主治】止泻痢，固脱肛，治遗精久咳，敛肺涩肠，止心腹筋骨诸痛。（时珍）

【发明】〔杲曰〕收敛固气，能入肾，治骨病尤宜。

〔时珍曰〕酸主收涩，故初病不可用之。泄泻下痢既久，则气散

附方

热痢便血。粟壳（醋炙）一

两，陈皮半两，为末。每服三钱，乌梅汤下。（《普济方》）

小儿下痢。用粟壳半两（醋炒为末，再以铜器炒过），槟榔半两（炒赤，研末），各收。每用等分，赤痢蜜汤服，白痢砂糖汤下。忌口味。（《全幼心鉴》）

水泄不止。粟壳一枚（去蒂膜），乌梅肉、大枣肉各十枚，水一盏，煎七分，温服。（《经验》）

久嗽不止。谷气素壮人

用之即效。粟壳去筋，蜜炙为末。每服五分，蜜汤下。（《危氏方》）

久咳虚嗽。用粟壳二两半（去蒂膜，醋炒取一两），乌梅半两，焙为末。每服二钱，卧时白汤下。（《宣明方》）

嫩　苗

【气味】甘，平，无毒。

【主治】作蔬食，除热润燥，开胃厚肠。（时珍）

赤小豆

《本经》中品

▌释名　赤豆、红豆、荅。叶名藿。〔时珍曰〕案诗云：黍稷稻粱，禾麻菽麦。此即八谷也。董仲舒注云：菽是大豆，有两种。小豆名荅，有三四种。

▌集解　〔颂曰〕赤小豆，今江淮间多种之。

〔宗奭曰〕关西、河北、汴洛多食之。

〔时珍曰〕此豆以紧小而赤黯色者入药，其稍大而鲜红、淡红色者，并不治病。俱于夏至后下种，苗科高尺许，枝叶似豇豆，叶微圆峭而小。至秋开花，似豇豆花而小淡，银褐色，有腐气。结荚长二三寸，比绿豆荚稍大，皮色微白带红。三青二黄时即收之，可煮可炒，可作粥、饭、馄饨馅并良也。

【气味】甘、酸，平，无毒。

【主治】下水肿，排痈肿脓血。（《本经》）

疗寒热热中消渴，止泄痢，利小便，下腹胀满，吐逆卒澼。（《别录》）

消热毒，散恶血，除烦满，通气，健脾胃，令人美食。捣末同鸡

子白，涂一切热毒痈肿。煮汁，洗小儿黄烂疮，不过三度。（权）

缩气行风，坚筋骨，抽肌肉。久食瘦人。（士良）

散气，去关节烦热，令人心孔开。暴痢后，气满不能食者，煮食一顿即愈。和鲤鱼煮食，甚治脚气。（诜）

解小麦热毒。煮汁，解酒病。解油衣黏缀。（《日华》）

辟瘟疫，治产难，下胞衣，通乳汁。和鲤鱼、蠡鱼、鲫鱼、黄雌鸡煮食，并能利水消肿。（时珍）

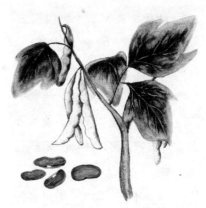
赤小豆

附方

水气肿胀。用赤小豆五合，大蒜一颗，生姜五钱，商陆根一条，并碎破，同水煮烂，去药，空心食豆，旋旋啜汁令尽，肿立消也。（颂）

水蛊腹大（动摇有声，皮肤黑者）。用赤小豆三升，白茅根一握，水煮食豆，以消为度。（《肘后方》）

辟禳瘟疫。五行书云：正月朔旦及十五日，以赤小豆二七枚，麻子七枚，投井中，辟瘟疫甚效。又：正月七日，新布囊盛

赤小豆置井中，三日取出，男吞七枚，女吞二七枚，竟年无病也。（《肘后方》）

下部卒痛（如鸟啄之状）。用小豆、大豆各一升，蒸熟，作二囊，更互坐之，即止。（《肘后方》）

水谷痢疾。小豆一合，熔蜡三两，顿服取效。（《必效方》）

热毒下血（或因食热物发动）。赤小豆末，水服方寸匕。（《梅师方》）

肠痔有血。小豆二升，苦酒五升，煮熟日干，再浸至酒尽乃止，为末。酒服一钱，日三服。（《肘后方》）

舌上出血（如簪孔）。小豆

一升，杵碎，水三升和，绞汁服。（《肘后方》）

热淋血淋（不拘男女）。用赤小豆三合，慢火炒为末，煨葱一茎，擂酒热调二钱服。（《修真秘旨》）

小儿不语（四五岁不语者）。赤小豆末，酒和，敷舌下。（《千金》）

牙齿疼痛。红豆末，擦牙吐涎，及吹鼻中。一方入铜青少许。一方入花硷少许。（《家宝方》）

中酒呕逆。赤小豆煮汁，徐徐饮之。（《食鉴本草》）

频致堕胎。赤小豆末，酒服方寸匕，日二服。（《千金》）

妇人难产。《产宝》：用赤小豆生吞七枚，佳。《集验》治难产日久气乏：用赤小豆一升，以水九升，煮取汁，入炙过黄明胶一两，同煎少时。一服五合，不过三四服，即产。

产后目闭（心闷）。赤小豆生研，东流水服方寸匕。不瘥更服。（《肘后方》）

产后闷满（不能食）。用小豆三七枚，烧研，冷水顿服佳。（《千金方》）

乳汁不通。赤小豆煮汁饮之。（《产书》）

妇人乳肿。小豆、莽草等分，为末，苦酒和敷佳。（《梅师》）

金疮烦满。赤小豆一升，苦酒浸一日，熬燥再浸，满三日，令黑色，为末。每服方寸匕，日三服。（《千金》）

【主治】去烦热，止小便数。（《别录》）

煮食，明目。（《日华》）

【主治】妊娠数月，经水时来，名曰漏胎；或因房室，名曰伤胎。用此为末，温酒服方寸匕，日三，得效乃止。（时珍）

附方

小便频数。小豆叶一斤，入豉汁中煮，调和作羹食之。（《心镜》）

小儿遗尿。小豆叶捣汁服之。（《千金》）

醋

■释名 酢、醯、苦酒。〔时珍曰〕刘熙《释名》云：醋，措也。能措置食毒也。古方多用酢字也。

■集解 〔时珍曰〕米醋：三伏时用仓米一斗，淘净蒸饭，摊冷盦黄，晒簸，水淋净。别以仓米二斗蒸饭，和匀入瓮，以水淹过，密封暖处，三七日成矣。糯米醋：秋社日，用糯米一斗淘蒸，和六月六日造成小麦大麹和匀，用水二斗，入瓮封酿，三七日成矣。粟米醋：用陈粟米一斗，淘浸七日，再蒸淘熟，入瓮密封，日夕搅之，七日成矣。小麦醋：用小麦水浸三日，蒸熟盦黄，入瓮水淹，七七日成矣。大麦醋：用大麦米一斗，水浸蒸饭，盦黄晒干，水淋过，再以麦饭二斗和匀，入水封闭，三七日成矣。饧醋：用饧一斤，水三升融化，入白麹末二两，瓶封晒成。其余糟、糠等醋，皆不入药，不能尽纪也。

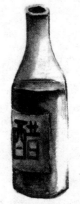

醋

邪毒。（《别录》）

治产后血运，除癥块坚积，消食，杀恶毒，破结气、心中酸水痰饮。（藏器）

下气除烦，治妇人心痛血气，并产后及伤损金疮出血昏运，杀一切鱼、肉、菜毒。（《日华》）

【气味】 酸、苦，温，无毒。

【主治】 消疽肿，散水气，杀

玉蜀黍

■释名 玉高粱。

■集解 〔时珍曰〕玉蜀黍种出西土，种者亦罕。其苗叶俱似蜀黍而肥矮，亦似薏苡。苗高三四尺。六、七月开花成穗如秕麦状。苗心别出一苞，如棕鱼形，苞上出白须垂垂。久则苞坼子出，颗颗攒簇。子亦大如棕子，黄白色。可炸炒食之。炒拆白花，如炒拆糯谷之状。

【气味】甘，平，五毒。

【主治】调中开胃。（时珍）

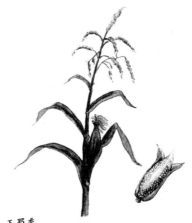
玉蜀黍

【主治】小便淋沥沙石，痛不可忍，煎汤频饮。（时珍）

籼

《纲目》

释名　占稻、早稻。〔时珍曰〕籼，亦粳属之先熟而鲜明之者，故谓之籼。种自占城国，故谓之占。俗作粘者，非矣。

集解　〔时珍曰〕籼似粳而粒小，始自闽入，得种于占城国。宋真宗遣使就闽取三万斛，分给诸道为种，故今各处皆有之。高仰处俱可种，其熟最早，六、七月可收。品类亦多，有赤、白二色，与粳大同小异。

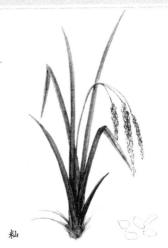
籼

【气味】甘，温，无毒。

【主治】温中益气，养胃和脾，除湿止泄。（时珍）

【主治】反胃，烧灰淋汁温服，令吐。盖胃中有虫，能杀之也。（《普济》）

酒

《别录》中品

释名 〔时珍曰〕按许氏《说文》云：酒，就也。所以就人之善恶也。一说：酒字篆文，取象酒在卣中之状。《饮膳》标题云：酒之清者曰酿，浊者曰盎；厚曰醇，薄曰醨；重酿曰酎，一宿曰醴；美曰醑，未榨曰醅；红曰醍，绿曰醽，白曰醝。

集解 〔恭曰〕酒有秫、黍、粳、糯、粟、麹、蜜、葡萄等色。凡作酒醴须麹，而葡萄、蜜等酒独不用麹。诸酒醇醨不同，唯米酒入药用。

〔藏器曰〕凡好酒欲熟时，皆能候风潮而转，此是合阴阳也。

〔时珍曰〕东阳酒即金华酒，古兰陵也，李太白诗所谓"兰陵美酒郁金香"即此，常饮、入药俱良。山西襄陵酒、蓟州薏苡酒皆清烈，但麹中亦有药物。黄酒有灰。秦、蜀有咂嘛酒，用稻、麦、黍、秫、药麹，小罌封酿而成，以筒吸饮。谷气既杂，酒不清美，并不可入药。

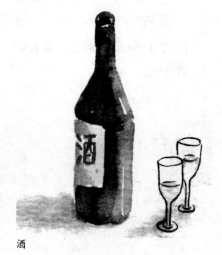

酒

米 酒

【气味】苦、甘、辛，大热，有毒。

【主治】行药势，杀百邪恶毒气。（《别录》）

通血脉，厚肠胃，润皮肤，散湿气，消忧发怒，宣言畅意。（藏器）

养脾气，扶肝，除风下气。（孟诜）

解马肉、桐油毒，丹石发动诸病，热饮之甚良。（时珍）

糟底酒（三年腊糟下取之）开胃下食，暖水脏，温肠胃，消宿食，御风寒，杀一切蔬菜毒。（《日华》）

止呕哕，摩风瘙、腰膝疼痛。（孙思邈）

老酒（腊月酿造者，可经数十年不坏）和血养气，暖胃辟寒，发痰动火。（时珍）

春酒（清明酿造者，亦可经

久）常服令人肥白。（孟诜）

蠼螋尿疮，饮之至醉，须臾虫出如米也。（李绛《兵部手集》）

治小儿语迟，纳口中佳。又以喷屋四角，辟蚊子。（藏器）

咽伤声破。酒一合，酥一匕，干姜末二匕，和服，日二次。（《十便良方》）

卅年耳聋。酒三升，渍牡荆子一升，七日去滓，任性饮之。（《千金方》）

产后血闷。清酒一升，和生地黄汁煎服。（《梅师》）

断酒不饮。酒七升，朱砂半两，瓶浸紧封，安猪圈内，任猪摇动，七日取出，顿饮。又方：正月一日酒五升，淋碓头杵下，取饮之。（《千金方》）

丈夫脚冷（不随，不能行者）。用淳酒三斗，水三斗，入瓮中，灰火温之，渍脚至膝。常着灰火，勿令冷，三日止。（《千金方》）

海水伤裂。凡人为海水咸物所伤，及风吹裂，痛不可忍。用蜜半斤，水酒三十斤，防风、当归、羌活、荆芥各二两。为末，煎汤浴之，一夕即愈。（《使琉球录》）

蚕 豆

《食物》

释名 胡豆。〔时珍曰〕豆荚状如老蚕，故名。王祯《农书》谓其蚕时始熟故名，亦通。

集解〔时珍曰〕蚕豆南土种之，蜀中尤多。八月下种，冬生嫩苗可茹。方茎中空。叶状如匙头，本圆末尖，面绿背白，柔厚，一枝三叶。二月开花如蛾状，紫白色，又如豇豆花。结角连缀如大豆，颇似蚕形。蜀人收其子以备荒歉。

【气味】 甘、微辛，平，无毒。

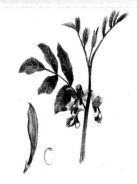

蚕豆

【主治】快胃，和脏腑。（汪颖）

【发明】〔时珍曰〕蚕豆本草失载。万表《积善堂方》言：一女子误吞针入腹。诸医不能治。一人教令煮蚕豆同韭菜食之，针自大便同出。此亦可验其性之利脏腑也。

苗

【气味】苦、微甘，温。

【主治】酒醉不醒，油盐炒熟，煮汤灌之，效。（颖）

荞麦

宋《嘉祐》

释名 荍麦、乌麦、花荞。〔时珍曰〕荞麦之茎弱而翘然，易长易收，磨面如麦，故曰荞荍，而与麦同名也。俗亦呼为甜荞，以别苦荞。杨慎《丹铅录》指乌麦为燕麦，盖未读《日用本草》也。

集解 〔炳曰〕荞麦作饭，须蒸使气馏，烈日曝令开口，舂取米仁作之。

〔时珍曰〕荞麦南北皆有。立秋前后下种，八、九月收刈，性最畏霜。苗高一二尺，赤茎绿叶，如乌桕树叶。开小白花，繁密粲然。结实累累如羊蹄，实有三棱，老则乌黑色。王祯《农书》云：北方多种。磨而为面，作煎饼，配蒜食。或作汤饼，谓之河漏，以供常食，滑细如粉，亚于麦面。南方亦种，但作粉饵食，乃农家居冬谷也。

【气味】甘，平，寒，无毒。

【主治】实肠胃，益气力，续精神，能炼五脏滓秽。（孟诜）

作饭食，压丹石毒，甚良。（萧炳）

以醋调粉，涂小儿丹毒赤肿热疮。（吴瑞）

降气宽肠，磨积滞，消热肿风痛，除白浊白带，脾积泄泻。以砂糖水调炒面二钱服，治痢疾。炒焦，热水冲服，治绞肠痧痛。（时珍）

【发明】〔颖曰〕本草言荞麦能炼五脏滓秽。俗言一年沉积在肠胃者，食之亦消去也。

〔时珍曰〕荞麦最降气宽肠，故能炼肠胃滓滞，而治浊带泄痢腹痛上气之疾，气盛有湿热者宜之。若脾胃虚寒人食之，则大脱元气而落须眉，非所宜矣。孟诜云益气力者，殆未然也。按杨起《简便方》

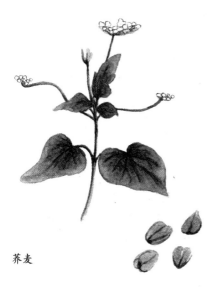

荞麦

云：肚腹微微作痛，出即泻，泻亦不多，日夜数行者。用荞麦面一味作饭，连食三四次即愈。予壮年患此两月，瘦怯尤甚。用消食化气药俱不效，一僧授此而愈，转用皆效，此可征其炼积滞之功矣。《普济》治小儿天吊及历节风方中亦用之。

附方

咳嗽上气。荞麦粉四两，茶末二钱，生蜜二两，水一碗，顺手搅千下。饮之，良久下气不止，即愈。（《儒门事亲》）

十水肿喘。生大戟一钱，荞麦面二钱，水和作饼，炙熟为末。空心茶服，以大小便利为度。（《圣惠》）

男子白浊。魏元君济生丹：用荞麦炒焦为末，鸡子白和，丸梧子大。每服五十丸，盐汤下，日三服。

赤白带下。方同上。

噤口痢疾。荞麦面每服二钱，砂糖水调下。（《坦仙方》）

痈疽发背（一切肿毒）。麦面、硫黄各二两，为末，井华水和作饼，晒收。每用一饼，磨水敷之。痛则令不痛，不痛则令痛，即愈。（《直指》）

汤火伤灼。用荞麦面，炒黄研末，水和敷之，如神。（《奇效方》）

头风风眼。荞麦作钱大饼，贴眼四角，以米大艾炷灸之，即效如神。

染发令黑。荞麦、针砂各二钱，醋和，先以浆水洗净涂之，荷叶包至一更，洗去。再以无食子、诃子皮各二两为末，每用二钱，大麦面二钱，醋和浆水调涂之，荷叶包至天明，洗去即黑。（《普济》）

绞肠痧痛。荞麦面一撮，炒黄，水烹服。（《简便方》）

小肠疝气。荞麦仁（炒去尖）、胡芦巴（酒浸晒干）各四两，小茴香（炒）一两，为末，酒糊丸梧子大。每空心盐酒下五十丸。两月大便出白脓，去根。（孙天仁《集效方》）

叶

【主治】作茹食，下气，利耳目。多食即微泄。（士良）

秸

【主治】烧灰淋汁取碱熬干，同石灰等分，蜜收。能烂痈疽，蚀恶肉，去靥痣，最良。穰作荐，辟壁虱。（时珍）

附方

噎食。荞麦秸烧灰淋汁，入锅内煎取白霜一钱，入蓬砂一钱，研末。每酒服半钱。（《海上方》）

绿 豆

宋《开宝》

释名 〔时珍曰〕绿以色名也。

集解 〔时珍曰〕绿豆处处种之。三、四月下种，苗高尺许，叶小而有毛，至秋开小花，荚如赤豆荚。粒粗而色鲜者为官绿；皮薄而粉多、粒小而色深者为油绿；皮厚而粉少早种者，呼为摘绿，可频摘也；迟种呼为拔绿，一拔而已。北人用之甚广，可作豆粥、豆饭、豆酒，炒食、煮食，磨而为面，澄滤取粉，可以作饵炖糕，荡皮搓索，为食中要物。以水浸湿生白芽，又为菜中佳品。牛马之食亦多赖之。真济世之良谷也。

【气味】甘，寒，无毒。

【主治】煮食，消肿下气，压热解毒。生研绞汁服，治丹毒烦热风疹，药石发动，热气奔豚。（《开宝》）

治寒热热中，止泄痢卒澼，利小便胀满。（思邈）

厚肠胃。作枕，明目，治头风头痛。除吐逆。（《日华》）

补益元气，和调五脏，安精神，行十二经脉，去浮风，润皮肤，宜常食之。煮汁，止消渴。（孟诜）

解一切药草、牛马、金石诸

毒。（宁原）

【发明】〔时珍曰〕绿豆肉平皮寒，解金石、砒霜、草木一切诸毒，宜连皮生研水服。按《夷坚志》云：有人服附子酒多，头肿如斗、唇裂血流。急求绿豆、黑豆各数合嚼食，并煎汤饮之，乃解也。

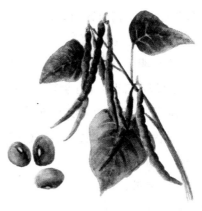

绿豆

附方

防痘入眼。用绿豆七粒，令儿自投井中，频视七遍，乃还。

小儿丹肿。绿豆五钱，大黄二钱，为末，用生薄荷汁入蜜调涂。（《全幼心鉴》）

赤痢不止。以大麻子，水研滤汁，煮绿豆食之，极效。粥食亦可。（《必效方》）

老人淋痛。青豆二升，橘皮二两，煮豆粥，下麻子汁一升。空心渐食之，并饮其汁，甚验。（《养老书》）

心气疼痛。绿豆廿一粒，胡椒十四粒。同研，白汤调服即止。

多食易饥。绿豆、黄麦、糯米各一升，炒熟磨粉。每以白汤服一杯，三五日见效。

十种水气。用绿豆二合半，

大附子一只（去皮脐，切作两片），水三碗，煮熟，空心卧时食豆。次日将附子两片作四片，再以绿豆二合半，如前煮食。第三日别以绿豆、附子如前煮食。第四日如第二日法煮食。水从小便下，肿自消。未消再服。忌生冷、毒物、盐、酒六十日，无不效者。（朱氏《集验方》）

绿豆粉

【气味】甘，凉、平，无毒。

【主治】解诸热，益气，解酒食诸毒，治发背痈疽疮肿，及汤火伤灼。（吴瑞）

痘疮湿烂不结痂疕者，干扑之良。（宁原）

新水调服，治霍乱转筋，解诸

药毒死，心头尚温者。（时珍）

解菰菌、砒毒。（汪颖）

【发明】〔时珍曰〕绿豆色绿，小豆之属木者也，通于厥阴、阳明。其性稍平，消肿治痘之功虽同赤豆，而压热解毒之力过之。且益气，厚肠胃，通经脉，无久服枯人之忌。但以作凉粉，造豆酒，或偏于冷，或偏于热，能致人病，皆人所为，非豆之咎也。豆粉须以绿色黏腻者为真。外科治痈疽有内托护心散，极言其神效，丹溪朱氏有论发挥。

〔震亨曰〕《外科精要》谓内托散，一日至三日进十数服，可免毒气内攻脏腑。窃详绿豆解丹毒，治石毒，味甘，入阳明，性寒能补，为君。以乳香去恶肿，入少阴，性温善窜为佐。甘草性缓，解五金、八石、百药毒为使。想此方专为服丹石发疽者设也。若夫年老者、病深者、证备者、体虚者，绿豆虽补，将有不胜其任之患。五香连翘汤亦非必用之剂。必当助气壮胃，使根本坚固，而行经活血为佐，参以经络时令，使毒气外发，此则内托之本意，治施之早，可以内消也。

护心散（又名内托散、乳香万全散）。凡有疽疾，一日至三日之内，宜连进十余服，方免变证，使毒气出外。服之稍迟，毒气内攻，渐生呕吐，或鼻生疮菌，不食即危矣。四五日后，亦宜间服之。用真绿豆粉一两，乳香半两，灯心同研和匀，以生甘草浓煎汤调下一钱，时时呷之。若毒气冲心，有呕逆之证，大宜服此。盖绿豆压热下气，消肿解毒。乳香消诸痈肿毒。服至一两，则香彻疮孔中，真圣药也。（李嗣立《外科方》）

疮气呕吐。绿豆粉三钱，干胭脂半钱，研匀。新汲水调下，一服立止。（《普济》）

霍乱吐利。绿豆粉、白糖各二两，新汲水调服，即愈。（《生生编》）

解烧酒毒。绿豆粉荡皮，多食之即解。

解鸩酒毒。绿豆粉三合，水调服。

解砒石毒。绿豆粉、寒水石等分，以蓝根汁调服三五钱。（《卫生易简》）

解诸药毒（已死，但心头温者）。用绿豆粉调水服。（《卫生易简方》）

打扑损伤。用绿豆粉新铫炒紫，新汲井水调敷，以杉木皮缚定，其效如神。此汀人陈氏梦传之方。（《澹寮方》）

杖疮疼痛。绿豆粉，炒研，以鸡子白和涂之，妙。（《生生编》）

一切肿毒。初起。用绿豆粉（炒黄黑色），猪牙皂荚一两，为末，用米醋调敷之。皮破者油调之。（邵真人《经验方》）

豆皮

【气味】甘，寒，无毒。

【主治】解热毒，退目翳。（时珍）

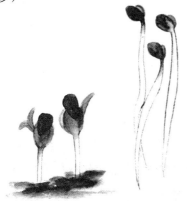

绿豆芽

通神散。治痘痣目生翳。绿豆皮、白菊花、谷精草等分，为末。每用一钱，以干柿饼一枚，粟米泔一盏，同煮干。食柿，日三服。浅者五七日见效，远者半月见效。（《直指方》）

豆芽

【气味】甘，平，无毒。

【主治】解酒毒热毒，利三焦。（时珍）

【发明】〔时珍曰〕诸豆生芽皆腥韧不堪，唯此豆之芽白美独异。今人视为寻常，而古人未知者也。但受湿热郁浥之气，故颇发疮动气，与绿豆之性稍有不同。

豆叶

【主治】霍乱吐下，绞汁和醋少许，温服。（《开宝》）

豆荚

【主治】赤痢经年不愈，蒸熟，随意食之，良。（时珍）

豌 豆

[释名] 胡豆、戎菽、回鹘豆、毕豆、青小豆、青斑豆、麻累。〔时珍曰〕胡豆，豌豆也。其苗柔弱宛宛，故得豌名。种出胡戎，嫩时青色，老则斑麻，故有胡、戎、青斑、麻累诸名。陈藏器《拾遗》虽有胡豆，但云苗似豆，生田野间，米中往往有之。然豌豆、蚕豆皆有胡豆之名。陈氏所云，盖豌豆也。

[集解] 〔时珍曰〕豌豆种出西胡，今北土甚多。八、九月下种，苗生柔弱如蔓，有须。叶似蒺藜叶，两两对生，嫩时可食。三、四月开小花如蛾形，淡紫色。结荚长寸许，子圆如药丸，亦似甘草子。出胡地者大如杏仁。煮、炒皆佳，磨粉面甚白细腻。百谷之中，最为先登。

《外台》洗面澡豆方，盛用毕豆面，亦取其白腻耳。

【气味】甘，平，无毒。

【主治】消渴，淡煮食之，良。（藏器）

治寒热热中，除吐逆，止泄痢澼下，利小便、腹胀满。（思邈）

调营卫，益中平气。煮食，下乳汁。可作酱用。（瑞）

煮饮，杀鬼毒心病，解乳石毒发。研末，涂痈肿痘疮。作澡豆，去黔黯，令人面光泽。（时珍）

【发明】〔时珍曰〕豌豆属土，故其所土病多系脾胃。元时饮膳，每用此豆捣去皮，同羊肉治食，云补中益气。今为日用之物，而唐、宋本草见遗，可谓缺典矣。《千金》

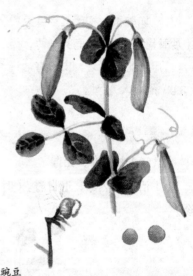

豌豆

附方

四圣丹。治小儿痘中有疔，或紫黑而大，或黑坏而臭，或中有黑线，此症十死八九，唯牛都御史得秘传此方，点之最妙。用豌豆四十九粒〔烧存性〕，头发灰三分，真珠十四粒。炒研为末，以油燕脂同杵成膏。先以簪挑疔破，咂去恶血，以少许点之，即时变红活色。

服石毒发。胡豆半升捣研，以水八合绞汁饮之，即愈。（《外台》）

霍乱吐利。豌豆三合，香薷三两，为末，水三盏，煎一盏，分二服。（《圣惠》）

豆腐

《日用》

集解〔时珍曰〕豆腐之法，始于汉淮南王刘安。凡黑豆、黄豆及白豆、泥豆、豌豆、绿豆之类，皆可为之。造法：水浸硙碎，滤去滓，煎成，以盐卤汁或山矾叶或酸浆、醋淀就釜收之。又有入缸内，以石膏末收者。大抵得咸、苦、酸、辛之物，皆可收敛尔。其面上凝结者，揭取晾干，名豆腐皮，入馔甚佳也。

【气味】甘、咸，寒，有小毒。

【主治】宽中益气，和脾胃，消胀满，下大肠浊气。（宁原）

清热散血。（时珍）

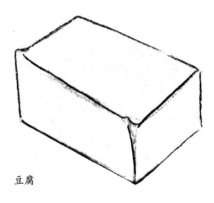

豆腐

附方

赤眼肿痛。有数种，皆肝热血凝也。用消风热药服之。夜用盐收豆腐片贴之，酸浆者勿用。（《证治要诀》）

杖疮青肿。豆腐切片贴之，频易。一法：以烧酒煮贴之，色红即易，不红乃已。（《拔萃方》）

烧酒醉死（心头热者）。用热豆腐细切片，遍身贴之，贴冷即换之，苏省乃止。

大豆

释名 未俗作菽。〔时珍曰〕豆、未皆荚谷之总称也。篆文未，象荚生附茎下垂之形。豆象子在荚中之形。《广雅》云：大豆，菽也。小豆，荅也。角曰荚，叶曰藿，茎曰萁。

集解 〔《别录》曰〕大豆生太山平泽，九月采之。

〔颂曰〕今处处种之。有黑白二种，入药用黑者。紧小者为雄，用之尤佳。

〔时珍曰〕大豆有黑、白、黄、褐、青、斑数色：黑者名乌豆，可入药及充食，作豉；黄者可作腐，榨油，造酱；余但可作腐及炒食而已。皆以夏至前后下种，苗高三四尺，叶团有尖，秋开小白花成丛，结荚长寸余，经霜乃枯。

黑 大 豆

【气味】甘，平，无毒。

【主治】生研，涂痈肿。煮汁饮，杀鬼毒，止痛。（《本经》）

逐水胀，除胃中热痹，伤中淋露，下瘀血，散五脏结积内寒。杀乌头毒，炒为屑，主胃中热，除痹去肿，止腹胀消谷。（《别录》）

煮食，治温毒水肿。（《蜀本》）

调中下气，通关脉，制金石药毒，治牛马温毒。（《日华》）

煮汁，解矾石、砒石、甘遂、天雄、附子、射罔、巴豆、芫青、斑蝥、百药之毒及蛊毒。入药，治下痢脐痛。冲酒，治风痉及阴毒腹痛。牛胆贮之，止消渴。（时珍）

炒黑，热投酒中饮之，治风痹瘫缓口噤，产后头风。食罢生吞半两，去心胸烦热，热风恍惚，明目镇心，温补。久服，好颜色，变白不老。煮食性寒，下热气肿，压丹石烦热。汁，消肿。（藏器）

主中风脚弱，产后诸疾。同甘草煮汤饮，去一切热毒气，治风毒脚气。煮食，治心痛筋挛膝痛胀满。同桑柴灰汁煮食，下水鼓腹胀。和饭捣，涂一切毒肿。疗男女阴肿，以绵裹纳之。（孟诜）

治肾病，利水下气，制诸风热，活血，解诸毒。（时珍）

【发明】〔颂曰〕《仙方》修治末服之，可以辟谷度饥。然多食令人体重，久则如故也。

〔时珍曰〕按《养老书》云：李守愚每晨水吞黑豆二七枚，谓之五脏谷，到老不衰。夫豆有五色，各治五脏。唯黑豆属水性寒，为肾之谷，入肾功多，故能治水消胀下气，制风热而活血解毒，所谓同气相求也。又按：古方称大豆解百药毒，予每试之大不然；又加甘草，其验乃奇。如此之事，不可不知。

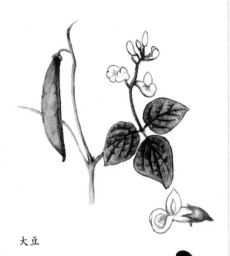

大豆

附方

服食大豆。令人长肌肤，益颜色，填骨髓，加气力，补虚能食，不过两剂。大豆五升，如作酱法，取黄捣末，以猪肪炼膏和，丸梧子大。每服五十丸至百丸，温酒下。神验秘方也。肥人不可服之。（《延年秘录》）

颈项强硬（不得顾视）。大豆一升，蒸变色，囊裹枕之。（《千金》）

风入脏中（治新久肿，风入脏中）。以大豆一斗，水五斗，煮取一斗二升，去滓。入美酒斗半，煎取九升。旦服三升取汗，神验。（《千金翼》）

风毒攻心（烦躁恍惚）。大

豆半升淘净，以水二升，煮取七合，食后服之。（《心镜》）

卒风不语。大豆煮汁，煎稠如饧，含之，并饮汁。（《肘后方》）

卒然中恶。大豆二七枚，鸡子黄一个，酒半升，和匀顿服。（《千金》）

一切下血。雄黑豆紧小者，以皂角汤微浸，炒熟去皮为末，炼猪脂和，丸梧子大。每服三十丸，陈米饮下。（华佗《中藏经》）

肾虚消渴（难治者）。黑大豆（炒）、天花粉等分，为末，面糊丸梧子大。每黑豆汤下

七十丸，日二。名救活丸。（《普济方》）

消渴饮水。乌豆置牛胆中，阴干百日，吞尽即瘥。（《肘后方》）

昼夜不眠。以新布火炙熨目，并蒸大豆，更番囊盛枕之，冷即易，终夜常枕之，即愈。（《肘后方》）

酒食诸毒。大豆一升，煮汁服，得吐即愈。（《广记》）

小儿头疮。黑豆炒存性研，水调敷之。（《普济方》）

染发令乌。醋煮黑大豆，去豆煎稠，染之。（《千金》）

牙齿不生（不拘大人、小儿，年多者）。用黑豆三十粒，牛粪火内烧令烟尽，研入麝香少许。先以针挑破血出，以少许揩之。不得见风，忌酸咸物。（《经验方》）

牙齿疼痛。黑豆煮酒，频频漱之，良。（周密《浩然斋视听抄》）

月经不断。用前紫汤服之，佳。

妊娠腰痛。大豆一升，酒

三升，煮七合，空心饮之。（《心镜》）

子死腹中（月数未足，母欲闷绝者）。用大豆三升，以醋煮浓汁，顿服，立出。（《产乳》）

肝虚目暗（迎风下泪）。用腊月牯牛胆，盛黑豆悬风处。取出，每夜吞三七粒，久久自明。（《龙木论》）

小儿胎热。黑豆二钱，甘草一钱，入灯心七寸，淡竹叶一片，水煎，不拘时候服。（《全幼心鉴》）

 豆 叶

【主治】捣敷蛇咬，频易即瘥。（时珍）

附方

止渴急方。大豆苗（嫩者）三五十茎，涂酥炙黄为末。每服二钱，人参汤下。（《圣济总录》）

小便血淋。大豆叶一把，水四升，煮二升，顿服。（《千金方》）

 花

【主治】主目盲，翳膜。（时珍）

蒸 饼

《纲目》

释名 〔时珍曰〕按刘熙《释名》云：饼者，并也，溲面使合并也。有蒸饼、汤饼、胡饼、索饼、酥饼之属，皆随形命名也。

集解 〔时珍曰〕小麦面修治食品甚多，唯蒸饼其来最古，是酵糟发成单面所造，丸药所须，且能治疾，而本草不载，亦一缺也。唯腊月及寒食日蒸之，至皮裂，去皮悬之风干。临时以水浸胀，擂烂滤过，和脾胃及三焦药，甚易消化。且面已过性，不助湿热。其以果菜、油腻诸物为馅者，不堪入药。

【气味】甘，平，无毒。

【主治】消食，养脾胃，温中化滞，益气和血，止汗，利三焦，通水道。（时珍）

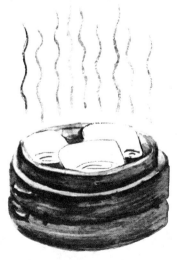

蒸饼

【发明】〔时珍曰〕按《爱竹谈薮》云：宋宁宗为郡王时，病淋，日夜凡三百起。国医罔措，或举孙琳治之。琳用蒸饼、大蒜、淡豆豉三物捣丸，令以温水下三十丸。曰：今日进三服，病当减三之一，明日亦然，三日病除。已而果然。赐以千缗。或问其说。琳曰：小儿何缘有淋，只是水道不利，三物皆能通利故尔。若琳者，其可与语医矣。

附方

积年下血。寒食蒸饼、乌龙尾各一两，皂角七挺（去皮酥炙），为末，蜜丸。米饮每服二十丸。（《圣惠方》）

下痢赤白。治营卫气虚，风邪袭入肠胃之间，便痢赤白，脐腹疗痛，里急后重，烦渴胀满，不进饮食。用干蒸饼（蜜拌炒）二两，御米壳（蜜炒）四两，为

末，炼蜜丸芡子大。每服一丸，水一盏，煎化热服。(《传信适用妙方》)

崩中下血。陈年蒸饼，烧存性，米饮服二钱。

盗汗自汗。每夜卧时，带饥吃蒸饼一枚，不过数日即止。

(《医林集要》)

一切折伤。寒食蒸饼为末。每服二钱，酒下，甚验。(《肘后方》)

汤火伤灼。馒头饼烧存性，研末，油调涂敷之。(《肘后方》)

菜部

本草纲目

李时珍曰：凡草木之可茹者谓之菜。韭、薤、葵、葱、藿，五菜也。《素问》云：五谷为养，五菜为充。所以辅佐谷气，疏通壅滞也。古者三农生九谷，场圃艺草木，以备饥馑，菜固不止于五而已。我国初周定王图草木之可济生者四百余种，为《救荒本草》，厥有旨哉。夫阴之所生，本在五味；阴之五宫，伤在五味。谨和五味，脏腑以通，气血以流，骨正筋柔，腠理以密，可以长久。是以《内则》有训，食医有方，菜之于人，补非小也。但五气之良毒各不同，五味之所入有偏胜，民生日用而不知。

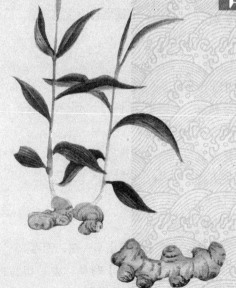

芥

释名 〔时珍曰〕按王祯《农书》云：其气味辛烈，菜中之介然者，食之有刚介之象，故字从介。

集解 〔时珍曰〕芥有数种：青芥，又名刺芥，似白菘，有柔毛。有大芥，亦名皱叶芥，大叶皱纹，色尤深绿。味更辛辣。二芥宜入药用。有马芥，叶如青芥。有花芥，叶多缺刻，如萝卜英。有紫芥，茎叶皆紫如苏。有石芥，低小。

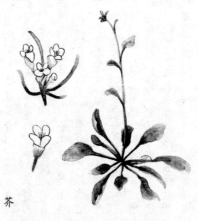

芥

茎叶

【气味】辛，温，无毒。

【主治】归鼻，除肾经邪气，利九窍，明耳目，安中。久食温中。（《别录》）

止咳嗽上气，除冷气。（《日华》）

主咳逆下气，去头面风。（孟诜）

通肺豁痰，利膈开胃。（时珍）

【发明】〔时珍曰〕芥性辛热而散，故能通肺开胃，利气豁痰。久食则积温成热，辛散太盛，耗人真元，肝木受病，昏人眼目，发人疮痔；而《别录》谓其能明耳目者，盖知暂时之快，而不知积久之害也。《素问》云：辛走气，气病无多食辛。多食辛则筋急而爪枯，此类是矣。陆佃云：望梅生津，食芥堕泪，五液之自外至也。慕而涎垂，愧而汗出，五液之自内生也。

附方

牙龈肿烂（出臭水者）。芥菜秆烧存性，研末，频敷之，即愈。

痔疮肿痛。芥叶捣饼，频坐之。（谈野翁《经效方》）

子

【气味】辛，热，无毒。

【主治】归鼻，去一切邪恶疰气，喉痹。（弘景）

痒气发无常处，及射工毒，丸服之，或捣末醋和涂之，随手有验。（苏恭）

治风毒肿及麻痹，醋研敷之。扑损瘀血，腰痛肾冷，和生姜研涂贴之。又治心痛，酒调服之。（《日华》）

温中散寒，豁痰利窍，治胃寒吐食，肺寒咳嗽，风冷气痛，口噤唇紧，消散痈肿瘀血。（时珍）

【发明】〔时珍曰〕芥子功与菜同。其味辛，其气散，故能利九窍，通经络，治口噤、耳聋、鼻衄之证，消瘀血、痈肿、痛痹之邪。其性热而温中，故又能利气豁痰，治嗽止吐，主心腹诸痛。

附方

感寒无汗。水调芥子末填脐内，以热物隔衣熨之，取汗出妙。（杨起《简便单方》）

身体麻木。芥菜子末，醋调涂之。（《济生秘览》）

中风口噤（舌本缩者）。用芥菜子一升研，入醋二升，煎一升，敷颔颊下，效。（《圣惠方》）

雀目不见。真紫芥菜子，炒黑为末，用羊肝一具，分作八服。每用芥末三钱，捻肝上，笋箨裹定，煮熟冷食，以汁送下。（《圣济总录》）

眉毛不生。芥菜子、半夏等分，为末，生姜自然汁调搽，数次即生。（孙氏《集效方》）

反胃吐食。芥子末，酒服方寸匕，日三服。（《千金方》）

腰脊胀痛。芥子末酒调，贴之立效。（《摘玄方》）

五种瘘疾。芥子末，以水、蜜和敷，干即易之。（《广济方》）

芜菁

《别录》上品

释名 蔓菁、九英菘、诸葛菜。

集解 〔时珍曰〕蔓菁六月种者，根大而叶蠹；八月种者，叶美而根小；唯七月初种者，根叶俱良。拟卖者纯种九英，九英根大而味短，削净为菹甚佳。今燕京人以瓶腌藏，谓之闭瓮菜。

根 叶

【气味】苦，温，无毒。

【主治】利五脏，轻身益气，可长食之。（《别录》）

常食通中，令人肥健。（苏颂）

消食，下气治嗽，止消渴，去心腹冷痛，及热毒风肿，乳痈妒乳寒热。（孟诜）

【发明】〔诜曰〕九英菘出河西，叶大根亦粗长。和羊肉食甚美，常食都不见发病。冬日作菹煮羹食，消宿食，下气治嗽。诸家商略其性冷，而本草云温，恐误也。

附方

预禳时疾。立春后遇庚子日，温蔓菁汁，合家大小并服之，不限多少，一年可免时疾。（《神仙教子法》）

大醉不堪（连日病困者）。蔓菁菜入少米煮熟，去滓，冷饮之良。（《肘后方》）

阴肿如斗。生蔓菁根捣封之，治人所不能治者。（《集疗方》）

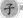 子

【气味】苦、辛，平，无毒。

【主治】明目。（《别录》）

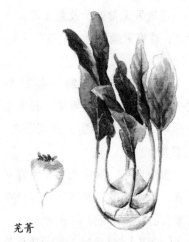

芜菁

疗黄疸，利小便。水煮汁服，主癥瘕积聚。少少饮汁，治霍乱心腹胀。末服之，主目暗。为油入面膏，去黑𪒟皱文。（苏恭）

压油涂头，能变蒜发。（孟诜）

入丸药服，令人肥健。尤宜妇人。（萧炳）

【发明】〔时珍曰〕蔓菁子可升可降，能汗能吐，能下能利小便，又能明目解毒，其功甚伟，而世罕知用之何哉？夏初采子，炒过榨油，同麻油炼熟一色无异，西人多食之。点灯甚明，但烟亦损目。北魏祖斑囚地窖中，因芜菁子油灯伤明，即此也。

附方

明目益气。芜菁子一升，水九升，煮汁尽，日干。如此三

度，研细。水服方寸匕，日三。亦可研水和米煮粥食。（《外台秘要》）

小儿头秃。蔓菁子末，和酢敷之。一日三上。（《千金方》）

眉毛脱落。蔓菁子四两，炒研，醋和涂之。（《圣惠》）

补肝明目。芜菁子（淘过）一斤、黄精二斤同和，九蒸九晒为末。每空心米饮服二钱，日再服。又方：蔓菁子二升、决明

子一升和匀，以酒五升煮干，曝为末。每服二钱，温水调下，日二。（并《圣惠》）

花

【气味】辛，平，无毒。

【主治】虚劳眼暗。久服长生，可夜读书。三月三日采花，阴干为末，每服二钱，空心井华水下。（慎微）

莱 菔

《唐本草》

释名 芦萉、萝卜、雹突、紫花菘、温菘、土酥。〔颂曰〕紫花菘、温菘，皆南人所呼。吴人呼楚菘。广南人呼秦菘。

集解〔时珍曰〕莱菔，今天下通有之。大抵生沙壤者脆而甘，生瘠地者坚而辣。根、叶皆可生可熟，可菹可酱，可豉可醋，可糖可腊，可饭，乃蔬中之最有利益者。

根 叶

【气味】根：辛、甘。叶：辛、苦，温，无毒。

【主治】利关节，理颜色，练五脏恶气，制面毒，行风气，去邪热气。（萧炳）

消痰止咳，治肺痿吐血，温中补不足。同羊肉、银鱼煮食，治劳瘦咳嗽。（《日华》）

同猪肉食，益人。生捣服，治噤口痢。（汪颖）

宽胸膈，利大小便。生食，止渴宽中；煮食，化痰消导。（宁原）

主吞酸，化积滞，解酒毒，散瘀血，甚效。末服，治五淋。丸服，治白浊。煎汤，洗脚气。饮汁，治下痢及失音，并烟熏欲死。生捣，

涂打扑、汤火伤。(时珍)

【发明】〔时珍曰〕莱菔根、叶同功，生食升气，熟食降气。苏、寇二氏言其下气速，孙真人言久食涩营卫，亦不知其生则嗳气，熟则泄气，升降之不同也。大抵入太阴、阳明、少阳气分，故所主皆肺、脾、肠、胃、三焦之病。李九华云：莱菔多食渗人血。则其白人髭发，盖亦由此，非独因其下气、涩营卫也。按《洞微志》云：齐州有人病狂，云梦中见红裳女子引入宫殿中，小姑令歌，每日遂歌云：五灵楼阁晓玲珑，天府由来是此中。惆怅闷怀言不尽，一丸萝卜火吾官。有一道士云：此犯大麦毒也。少女心神，小姑脾神。《医经》言萝卜制面毒，故曰火吾宫。火者，毁也。遂以药并萝卜治之果愈。

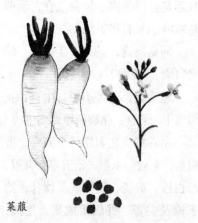

莱菔

消渴饮水。独胜散：用出了子萝卜三枚，净洗切片，日干为末。每服二钱，煎猪肉汤澄清调下，日三服，渐增至三钱。生者捣汁亦可，或以汁煮粥食之。(《图经本草》)

肺痿咳血。萝卜和羊肉或鲫鱼，煮熟频食。(《普济方》)

脚气走痛。萝卜煎汤洗之。仍以萝卜晒干为末，铺袜内。(《圣济总录》)

满口烂疮。萝卜自然汁，频漱去涎，妙。(《濒湖集简方》)

汤火伤灼。生萝卜捣涂之。子亦可。(《圣济总录》)

子

【气味】辛、甘，平，无毒。

【主治】下气定喘治痰，消食除胀，利大小便，止气痛，下痢后重，发疮疹。(时珍)

【发明】〔时珍曰〕莱菔子之功，长于利气。生能升，熟能降。升则吐风痰，散风寒，发疮疹；降则定痰喘咳嗽，调下痢后重，止内痛，皆是利气之效。予曾用，果有殊绩。

附方

上气痰嗽（喘促唾脓血）。以莱菔子一合，研细煎汤，食上服之。（《食医心镜》）

久嗽痰喘。萝卜子（炒）、杏仁（去皮尖，炒）等分，蒸饼丸麻子大。每服三五丸，时时津

咽。（《医学集成》）

高年气喘。萝卜子炒，研末，蜜丸梧子大。每服五十丸，白汤下。（《济生秘览》）

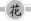

花

【主治】用糟下酒藏，食之甚美，明目。（士良）

韭

《别录》中品

释名 草钟乳、起阳草。〔颂曰〕按许慎《说文》：韭字象叶出地上形。一种而久生，故谓之韭。一岁三四割，其根不伤，至冬壅培之，先春复生，信乎久生者也。〔藏器曰〕俗谓韭是草钟乳，言其温补也。

集解〔时珍曰〕韭丛生丰本，长叶青翠。可以根分，可以子种。其性内生，不得外长。叶高三寸便剪，剪忌日中。一岁不过五剪，收子者只可一剪。八月开花成丛，收取腌藏供馔，谓之长生韭，言剪而复生，久而不乏也。

【气味】辛、微酸，温，涩，无毒。

【主治】归心，安五脏，除胃中热，利病人，可久食。（《别录》）

叶：煮鲫鱼鲊食，断卒下痢。根：入生发膏用。（弘景）

根、叶：煮食，温中下气，补虚益阳，调和脏腑，令人能食，止泄血脓，腹中冷痛。生捣汁服，主胸痹骨痛不可触者，又解药毒，疗狂狗咬人数发者，亦涂诸蛇虺、蝎虿、恶虫毒。（藏器）

饮生汁，主上气喘息欲绝，解肉脯毒。煮汁饮，止消渴盗汗。熏产妇血运，洗肠痔脱肛。（时珍）

【发明】〔弘景曰〕此菜殊辛臭，虽煮食之，便出犹熏灼，不如葱、薤，熟即无气，最是养生所忌。

〔时珍曰〕韭，叶热根温，功用相同。生则辛而散血，熟则甘而补中。入足厥阴经，乃肝之菜也。《素问》言心病宜食韭，《食鉴本草》言归肾，文虽异而理则相贯。盖心乃肝之子，肾乃肝之母，母能令子实，虚则补其母也。道家目为五荤之一，谓其能昏人神而动虚阳也。有一贫叟病噎膈，食入即吐，胸中刺痛。或令取韭汁，入盐、梅、卤汁少许，细呷，得入渐加，忽吐稠涎数升而愈。此亦仲景治胸痹用薤白，皆取其辛温能散胃脘痰饮恶血之义也。

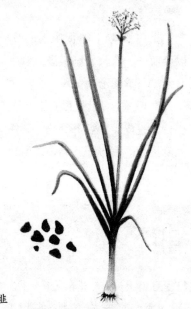

韭

附方

夜出盗汗。韭根四十九根，水二升，煮一升，顿服。（《千金方》）

消渴引饮。韭苗日用三五两，或炒或作羹，勿入盐，入酱无妨。吃至十斤即住，极效。过清明勿吃。有人病此，引饮无度，得此方而愈。（秦运副方）

脱肛不收。生韭一斤（切），以酥拌炒熟，绵裹作二包，更互熨之，以入为度。（《圣惠》）

小儿胎毒。初生时，以韭汁少许灌之，即吐出恶水恶血，永无诸疾。（《四声本草》）

小儿腹胀。韭根捣汁，和猪肪煎服一合。间日一服，取愈。（《秘录》）

五般疮癣。韭根炒存性，捣末，以猪脂和涂之。数度愈。（《经验方》）

聤耳出汁。韭汁日滴三次。（《圣惠方》）

生 姜

《别录》中品

释名 〔时珍曰〕王安石《字说》云：姜能疆御百邪，故谓之姜。初生嫩者其尖微紫，名紫姜，或作子姜；宿根谓之母姜也。

集解 〔时珍曰〕姜宜原湿沙地。四月取母姜种之。五月生苗如初生嫩芦，而叶稍阔似竹叶，对生，叶亦辛香。秋社前后新芽顿长，如列指状，采食无筋，谓之子姜。

【气味】辛，微温，无毒。

【主治】久服去臭气，通神明。（《本经》）

归五脏，除风邪寒热，伤寒头痛鼻塞，咳逆上气，止呕吐，去痰下气。（《别录》）

去水气满，疗咳嗽时疾。和半夏，主心下急痛。又汁和杏仁作煎，下一切结气实，心胸拥隔冷热气，神效。捣汁和蜜服，治中热呕逆不能下食。（甄权）

散烦闷，开胃气。汁作煎服，下一切结实，冲胸膈恶气，神验。（孟诜）

破血调中，去冷气。汁，解药毒。（藏器）

除壮热，治痰喘胀满，冷痢腹痛，转筋心满，去胸中臭气、狐臭，杀腹内长虫。（张鼎）

益脾胃，散风寒。（元素）

生用发散，熟用和中。解食野禽中毒成喉痹。浸汁，点赤眼。捣汁和黄明胶熬，贴风湿痛甚妙。（时珍）

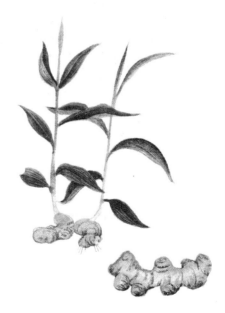

生姜

葱

释名 芤、菜伯、和事草、鹿胎。〔时珍曰〕葱从囱。外直中空，有囱通之象也。芤者，草中有孔也，故字从孔，芤脉象之。葱初生曰葱针，叶曰葱青，衣曰葱袍，茎曰葱白，叶中涕曰葱苒。诸物皆宜，故云菜伯、和事。

集解 〔恭曰〕葱有数种，山葱曰茖葱，疗病似胡葱。其人间食葱有二种：一种冻葱，经冬不死，分茎栽莳而无子；一种汉葱，冬即叶枯。食用入药，冻葱最善，气味亦佳也。

〔颂曰〕入药用山葱、胡葱，食品用冬葱、汉葱。又有一种楼葱，亦冬葱类，江南人呼为龙角葱，荆楚间多种之，其皮赤，每茎上出歧如八角，故云。

〔时珍曰〕冬葱即慈葱，或名太官葱。谓其茎柔细而香，可以经冬，太官上供宜之，故有数名。汉葱一名木葱，其茎粗硬，故有木名。冬葱无子。汉葱春末开花成丛，青白色。其子味辛色黑，有皱纹，作三瓣状。收取阴干，勿令泿郁，可种可栽。

葱茎白

【气味】辛，平。叶：温。根须：平。并无毒。

【主治】作汤，治伤寒寒热，中风面目浮肿，能出汗。（《本经》）

伤寒骨肉碎痛，喉痹不通，安胎，归目益目睛，除肝中邪气，安中利五脏，杀百药毒。根：治伤寒头痛。（《别录》）

主天行时疾，头痛热狂，霍乱转筋，及奔豚气、脚气、心腹痛，目眩，止心迷闷。（《大明》）

通关节，止衄血，利大小便。（孟诜）

治阳明下痢、下血。（李杲）

达表和里，止血。（宁原）

除风湿，身痛麻痹，虫积心痛，止大人阳脱、阴毒腹痛，小儿盘肠内钓，妇人妊娠溺血，通乳汁，散乳痈，利耳鸣，涂制犬伤，制蚯蚓毒。（时珍）

杀一切鱼、肉毒。（士良）

附方

感冒风寒（初起）。即用葱白一握，淡豆豉半合，泡汤服之，取汗。（《濒湖集简方》）

伤寒头痛（如破者）。连须葱白半斤，生姜二两，水煮温服。（《活人书》）

时疾头痛（发热者）。以连

根葱白二十根，和米煮粥，入醋少许，热食取汗即解。(《济生秘览》)

数种伤寒(初起一二日，不能分别者)。用上法取汗。

伤寒劳复(因交接者，腹痛卵肿)。用葱白捣烂，苦酒一盏，和服之。(《千金方》)

风湿身痛。生葱擂烂，入香油数点，水煎，调川芎䓖、郁金末一钱服，取吐。(《丹溪心法》)

妊娠伤寒(赤斑变为黑斑，尿血者)。以葱白一把，水三升，煮热服汁，食葱令尽，取汗。(《伤寒类要》)

六月孕动(困笃难救者)。葱白一大握，水三升，煎一升，去滓顿服。(杨氏《产乳》)

胎动下血(病痛抢心)。杨氏《产乳》方：用葱白煮浓汁饮之。未死即安，已死即出。未效再服。一方：加川芎。一方：用银器同米煮粥及羹食。(《梅师方》)

卒心急痛(牙关紧闭欲绝)。以老葱白五茎去皮须，捣膏，以匙送入咽中，灌以麻油四两，但得下咽即苏。少顷，虫积皆化黄

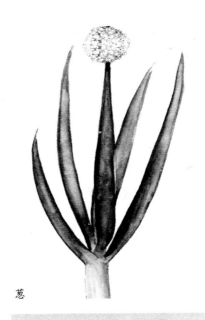

葱

水而下，永不再发。累得救人。(《瑞竹堂方》)

霍乱烦躁(坐卧不安)。葱白二十茎，大枣二十枚，水三升，煎二升，分服。(《梅师方》)

腹皮麻痹不仁者。多煮葱白食之，即自愈。(《危氏方》)

小便闭胀(不治杀人)。葱白三斤，剉炒帕盛，二个更互熨小腹，气透即通也。(许学士《本事方》)

大小便闭。捣葱白和酢，封小腹上。仍灸七壮。(《外台秘要》)

小便淋涩(或有血者)。以

赤根楼葱近根截一寸许，安脐中，以艾灸七壮。（《经验方》）

阴囊肿痛。葱白、乳香捣涂，即时痛止肿消。又方：用煨葱入盐，杵如泥，涂之。

小便溺血。葱白一握，郁金一两，水一升，煎二合，温服。一日三次。（《普济方》）

赤白下痢。葱白一握细切，和米煮粥，日日食之。（《食医心镜》）

叶

【主治】煨研，敷金疮水入皶肿。盐研，敷蛇、虫伤及中射工、溪毒。（《日华》）

主水病足肿。（苏颂）

利五脏，益目精，发黄疸。（思邈）

附方

水病足肿。葱茎叶煮汤渍之，日三五次妙。（韦宙《独行方》）

小便不通。葱白连叶捣烂，入蜜，合外肾上，即通。（《永类钤方》）

疮伤风水（肿痛）。取葱青叶和干姜、黄柏等分，煮汤浸洗，立愈。（《食疗》）

汁

【气味】辛，温，滑，无毒。

【主治】溺血，饮之。解藜芦及桂毒。（《别录》）

散瘀血，止衄止痛，治头痛耳聋，消痔漏，解众药毒。（时珍）

能消桂为水，化五石，《仙方》所用。（弘景）

附方

金疮出血（不止）。取葱炙热，接汁涂之即止。（《梅师方》）

火焰丹毒（从头起者）。生葱汁涂之。

痔瘘作痛。葱涎、白蜜和涂之，先以木鳖子煎汤熏洗，其冷如冰即效。一人苦此，早间用之，午刻即安也。（唐仲举方）

须

【主治】通气。（孟诜）

疗饱食房劳，血渗入大肠，便血肠澼成痔，日干，研末，每服二钱，温酒下。（时珍）

喉中肿塞（气不通者）。葱须阴干为末，每用二钱，入蒲州胆矾末一钱，和匀。每用一字，吹之。（《杜壬方》）

 花

【主治】心脾痛如锥刀刺，腹胀。用一升，同吴茱萸一升，水一大升八合，煎七合，去滓，分三服，立效。（颂）

 实

【气味】辛，大温，无毒。

【主治】明目，补中气不足。（《本经》）

温中益精。（《日华》）

宜肺，归头。（思邈）

蘩 缕

《别录》下品

释名 蘩缕、滋草、鹅肠菜。〔时珍曰〕此草茎蔓甚繁，中有一缕，故名。俗呼鹅儿肠菜，象形也。易于滋长，故曰滋草。《古乐府》云：为乐当及时，何能待来滋。滋乃草名，即此也。

集解 〔《别录》曰〕蘩缕，五月五日日中采，干用。

〔恭曰〕此即是鸡肠也。多生湿地坑渠之侧。流俗通谓鸡肠，雅士总名蘩缕。

〔颂曰〕即鸡肠也。南中多有之，生于田野间。近京下湿地亦或有之。叶似荇菜而小。夏秋间生小白黄花。其茎梗作蔓，断之有丝缕。又细而中空，似鸡肠，因得此名。

〔时珍曰〕蘩缕即鹅肠，非鸡肠也。下湿地极多。正月生苗，叶大如指头。细茎引蔓，断之中空，有一缕如丝。作蔬甘脆。三月以后渐老。开细瓣白花。结小实大如稗粒，中有细子如葶苈子。吴瑞《本草》谓黄花者为蘩缕，白花者为鸡肠，亦不然。二物盖相似。但鹅肠味甘，茎空有缕，花白色；鸡肠味微苦，咀之涎滑，茎中无缕，色微紫，花亦紫色，以此为别。

【气味】酸，平，无毒。

【主治】积年恶疮、痔不愈。（《别录》）

破血，下乳汁，产妇宜食之。产后腹有块痛，以酒炒绞汁温服。又曝干为末，醋糊和丸，空腹服五十丸，取下恶血。（藏器）

【发明】〔弘景曰〕此菜五月五日采，曝干，烧作屑，疗杂疮有效。亦杂百草服之，不止此一种也。

〔诜曰〕治恶疮有神效之功，捣汁涂之。作菜食，益人。须五月五日者乃验。又曰：能去恶血。不可久食，恐血尽。

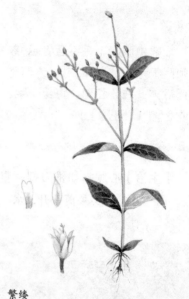

繁缕

附方

丈夫阴疮（茎及头溃烂，痛不可忍，久不瘥者）。以五月五日繁缕烧焦五分，入新出蚯蚓屎二分，入少水，和研作饼，贴之。干即易。禁酒、面、五辛及热食等物。甚效。（扁鹊方）

小便卒淋。繁缕草满两手，水煮，常常饮之。（《范汪东阳方》）

食治乌髭。繁缕为齑，久久食之，能乌髭发。（《圣惠方》）

苋

《本经》上品

释名 〔时珍曰〕按陆佃《埤雅》云：苋之茎叶，皆高大而易见，故其字从见，指事也。

集解 〔《别录》曰〕苋实，一名莫实，细苋亦同。生淮阳川泽及田中。叶如蓝。十一月采。

〔弘景曰〕苋实当是白苋。所以云细苋亦同，叶如蓝也。细苋即是糠苋，食之乃胜，而并冷利。被霜乃熟，故云十一月采。又有赤苋，茎纯紫，不堪食。马苋别一种，布地生，实至微细，俗呼马齿苋，恐非苋实也。

〔时珍曰〕苋并三月撒种。六月以后不堪食。老则抽茎如人长，开细花成穗。穗中细子，扁而光黑，与青葙子、鸡冠子无别，九月收之。细苋即野苋也，北人呼为糠苋，柔茎细叶，生即结子，味比家苋更胜。俗呼青葙苗为鸡冠苋，亦可食。

菜

【气味】甘，冷利，无毒。

【主治】白苋：补气除热，通九窍。（孟诜）

赤苋：主赤痢，射工、沙虱。（苏恭）

紫苋：杀虫毒，治气痢。（藏器）

六苋：并利大小肠，治初痢，滑胎。（时珍）

【发明】〔弘景曰〕人苋、细苋并冷利。赤苋疗赤下而不堪食。方用苋菜甚稀，断谷方中时用之。

〔诜曰〕五月五日收苋菜，和马齿苋为细末，等分，与妊娠人常服，令易产也。

〔震亨曰〕红苋入血分善走，

故与马苋同服，能下胎。或煮食之，令人易产。

产后下痢（赤白者）。用紫苋菜一握切煮汁，入粳米三合，煮粥，食之立瘥也。（《寿亲养老书》）

蜈蚣螫伤。取灰苋叶擦之即止。（《谈野翁方》）

诸蛇螫人。紫苋捣汁饮一升，以滓涂之。（《集验方》）

苋 实

【气味】甘，寒，无毒。

【主治】青盲，明目除邪，利大小便，去寒热。久服益气力，不饥轻身。（《本经》）

治白翳，杀蛔虫。（《别录》）

益精。（《大明》）

肝风客热，翳目黑花。（时珍）

【发明】〔时珍曰〕苋实与青葙子同类异种，故其治目之功亦仿佛也。

附方

利大小便。苋实（为末）半两，分二服，新汲水下。（《圣惠》）

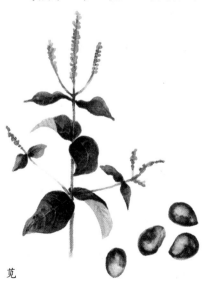

苋

根

【主治】阴下冷痛，入腹则肿满杀人，捣烂敷之。（时珍）

附方

牙痛。苋根晒干，烧存性为末，揩之。再以红灯笼草根煎汤漱之。（孙氏《集效方》）

胡萝卜

《纲目》

释名 〔时珍曰〕元时始自胡地来，气味微似萝卜，故名。

集解 〔时珍曰〕胡萝卜今北土、山东多莳之，淮、楚亦有种者。八月下种，生苗如邪蒿，肥茎有白毛，辛臭如蒿，不可食。冬月掘根，生、熟皆可啖，兼果、蔬之用。

根

【气味】甘、辛，微温，无毒。

【主治】下气补中，利胸膈肠胃，安五脏，令人健食，有益无损。（时珍）

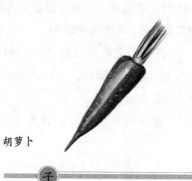

胡萝卜

子

【主治】久痢。（时珍）

蒲 公 英

《唐本草》

释名 構耨草、金簪草、黄花地丁。

集解 〔时珍曰〕地丁江之南北颇多，他处亦有之，岭南绝无。小科布地，四散而生，茎、叶、花、絮并似苦苣，但小耳。嫩苗可食。

【气味】甘，平，无毒。

【主治】妇人乳痈肿，水煮汁饮及封之，立消。（恭）

解食毒，散滞气，化热毒，消恶肿、结核、疔肿。（震亨）

【发明】〔震亨曰〕此草属土，开黄花，味甘。解食毒，散滞气，可入阳明、太阴经。化热毒，消肿核，有奇功。同忍冬藤煎汤，入少酒佐服，治乳痈，服罢欲睡，是其功也。睡觉微汗，病即安矣。

〔时珍曰〕萨谦斋《瑞竹堂方》有擦牙乌须发还少丹，甚言此草之功，盖取其能通肾也。故东垣李氏言其为少阴本经必用之药，而著本草者不知此义。

附方

乳痈红肿。蒲公英一两，忍

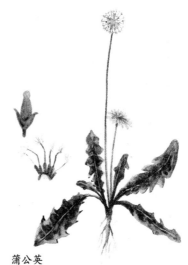

蒲公英

冬藤二两，捣烂。水二钟，煎一钟，食前服。睡觉病即去矣。（《积德堂方》）

疳疮疔毒。蒲公英捣烂覆之，即黄花地丁也。别更捣汁，和酒煎服，取汗。（唐氏方）

多年恶疮。蒲公英捣烂贴。（《救急方》）

莴苣

《食疗》

▌释名 莴菜、千金菜。〔时珍曰〕按彭乘《墨客挥犀》云：莴菜自呙国来，故名。

▌集解〔时珍曰〕莴苣，正二月下种，最宜肥地。叶似白苣而尖，色稍青，折之有白汁黏手。四月抽薹，高三四尺。剥皮生食，味如胡瓜。糟食亦良。

【气味】苦，冷，微毒。

【主治】利五脏，通经脉，开胸膈，功同白苣。（藏器）

利气，坚筋骨，去口气，白齿牙，明眼目。（宁原）

小便不通。莴苣菜捣敷脐上即通。（《卫生易简方》）

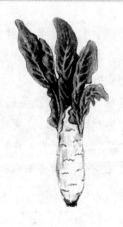

莴苣

乳汁不行。莴苣子一合，生甘草三钱，糯米、粳米各半合，煮粥频食之。

阴囊癞肿。莴苣子一合，捣末，水一盏，煎五沸，温服。

闪损腰痛。趁痛丸：用白莴苣子（炒）三两，白粟米（炒）一撮，乳香、没药、乌梅肉各半两，为末，炼蜜丸弹子大。每嚼一丸，热酒下。（《玉机微义》）

髭发不生（疮疤疤上不生髭发）。先以竹刀刮损，以莴苣子拗猢狲姜末，频擦之。（《摘玄方》）

子

【主治】下乳汁，通小便，治阴肿、痔漏下血、伤损作痛。（时珍）

蕨

《拾遗》

▌释名 鳖。〔时珍曰〕陆佃《埤雅》云：蕨初生无叶，状如雀足之拳，又如人足之蹶，故谓之蕨。

▌集解 〔时珍曰〕蕨，处处山中有之。二、三月生芽，拳曲状如小儿拳。长则展开如凤尾，高三四尺。其茎嫩时采取，以灰汤煮去涎滑，晒干作蔬，味甘滑，亦可醋食。其根紫色，皮内有白粉，捣烂再三洗澄，取粉作粗豉，荡皮作线食之，色淡紫，而甚滑美也。

茎 及 根

【气味】甘，寒，滑，无毒。

【主治】去暴热，利水道，令人睡。（藏器）

【发明】〔藏器曰〕多食消阳气，故令人睡、弱人脚。四皓食芝而寿，夷齐食蕨而夭，固非良物。

〔时珍曰〕蕨之无益，为其性冷而滑，能利水道，泄阳气，降而不升，耗人真元也。四皓采芝而心逸，夷齐采蕨而心忧，其寿其夭，于蕨何与焉？陈公之言，可谓迂哉。然饥人濒死，赖蕨延活，又不无济世之功。

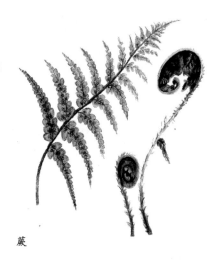

蕨

附方

肠风热毒。蕨菜花焙，为末。每服二钱，米饮下。（《圣惠》）

薯 蓣

《本经》上品

释名 山芋、山蓣、山药、玉延。〔宗奭曰〕薯蓣，因唐代宗名预，避讳改为薯药；又因宋英宗讳署，改为山药，尽失当日本名。恐岁久以山药为别物，故详著之。

集解 〔时珍曰〕薯蓣入药，野生者为胜；若供馔，则家种者为良。四月生苗延蔓，紫茎绿叶。叶有三尖，似白牵牛叶而更光润。五、六月开花成穗，淡红色。结荚成簇，荚凡三棱合成，坚而无仁。其子别结于一旁，状似雷丸，大小不一，皮色土黄而肉白，煮食甘滑，与其根同。

【气味】甘，温、平，无毒。

【主治】伤中，补虚羸，除寒热

邪气，补中，益气力，长肌肉，强阴。久服，耳目聪明，轻身不饥延年。（《本经》）

主头面游风，头风眼眩，下气，止腰痛，治虚劳羸瘦，充五脏，除烦热。（《别录》）

补五劳七伤，去冷风，镇心神，安魂魄，补心气不足，开达心孔，多记事。（甄权）

生捣贴肿硬毒，能消散。（震亨）

【发明】〔李杲曰〕山药入手太阴。张仲景八味丸用干山药，以其凉而能补也。亦治皮肤干燥，以此润之。

〔时珍曰〕按吴绶云：山药入手、足太阴二经，补其不足，清其虚热。又按王履《溯洄集》云：山药虽入手太阴，然肺为肾之上源，源既有滋，流岂无益，此八味丸所以用其强阴也。又按曹毗《杜兰香传》云：食薯蓣可以辟雾露。

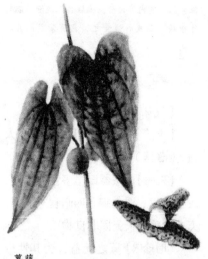

薯蓣

附方

补益虚损。益颜色，补下焦虚冷，小便频数，瘦损无力。用薯蓣于沙盆中研细，入铫中，以酒一大匙熬令香，旋添酒一盏煎搅令匀，空心饮之。每旦一服。（《圣惠方》）

脾胃虚弱（不思饮食）。山芋、白术各一两，人参七钱半，为末，水糊丸小豆大，每米饮下四五十丸。（《普济方》）

湿热虚泄。山药、苍术等分，饭丸，米饮服。大人小儿皆宜。（《濒湖经验方》）

项后结核（或赤肿硬痛）。以生山药一挺（去皮），蓖麻子二个同研，贴之如神。（《救急易方》）

心腹虚胀。手足厥逆，或饮苦寒之剂多，未食先呕，不思饮食。山药半生半炒，为末。米饮服二钱，一日二服，大有功效。忌铁器、生冷。（《普济方》）

莳 萝

释名 慈谋勒、小茴香。〔时珍曰〕莳萝、慈谋勒，皆番言也。

集解 〔藏器曰〕莳萝生佛誓国，实如马芹子，辛香。

〔颂曰〕今岭南及近道皆有之。三月、四月生苗，花实大类蛇床而簇生，辛香，六、七月采实。今人多用和五味，不闻入药用。

〔时珍曰〕其子簇生，状如蛇床子而短，微黑，气辛臭，不及茴香。

〔嘉谋曰〕俗呼莳萝椒。内有黑子，但皮薄色褐不红耳。

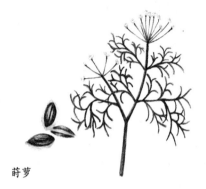

莳萝

【气味】辛，温，无毒。

【主治】下气利膈。（时珍）

【气味】辛，温，无毒。

【主治】小儿气胀，霍乱呕逆，腹冷不下食，两胁痞满。（藏器）

健脾，开胃气，温肠，杀鱼、肉毒，补水脏，治肾气，壮筋骨。（《日华》）

> **附方**
>
> 闪挫腰痛。莳萝作末，酒服二钱匕。（《永类钤方》）
>
> 牙齿疼痛。舶上莳萝、芸薹子、白芥子等分，研末。口中含水，随左右嗡鼻，神效。（《圣惠方》）

百 合

释名 强瞿、蒜脑薯。〔时珍曰〕百合之根，以众瓣合成也。或云专治百合病故名，亦通。

集解 〔时珍曰〕百合一茎直上，四向生叶。叶似短竹叶，不似柳叶。五、六月茎端开大白花，长五寸，六出，红蕊四垂向下，色亦不红。红者叶似柳，乃山丹也。

根

【气味】甘，平，无毒。

【主治】邪气腹胀心痛，利大小便，补中益气。（《本经》）

除浮肿胪胀，痞满寒热，通身疼痛，及乳难喉痹，止涕泪。（《别录》）

安心定胆益志，养五脏，治颠邪狂叫惊悸，产后血狂运，杀蛊毒气，胁痈乳痈发背诸疮肿。（《大明》）

温肺止嗽。（元素）

【发明】〔颂曰〕张仲景治百合病，有百合知母汤、百合滑石代赭汤、百合鸡子汤、百合地黄汤，凡四方。病名百合而用百合治之，不识其义。

〔颖曰〕百合新者，可蒸可煮，和肉更佳；干者作粉食，最益人。

〔时珍曰〕按王维诗云：冥搜到百合，真使当重肉。果堪止泪无，欲纵望江目。盖取本草百合止涕泪之说。

附方

肺脏壅热（烦闷咳嗽者）。新百合四两，蜜和蒸软，时时含一片，吞津。（《圣惠方》）

肺病吐血。新百合捣汁，和水饮之。亦可煮食。（《卫生易简》）

耳聋耳痛。干百合为末，温水服二钱，日二服。（《胜金方》）

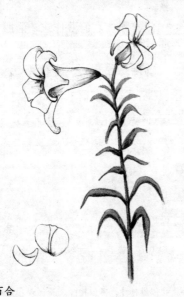

百合

花

【主治】小儿天疱湿疮，曝干研末，菜籽油涂，良。（时珍）

子

【主治】酒炒微赤，研末汤服，治肠风下血。（思邈）

冬 瓜

《本经》上品

释名 白瓜、水芝、地芝。〔时珍曰〕冬瓜，以其冬熟也。

集解〔时珍曰〕冬瓜三月生苗引蔓，大叶团而有尖，茎叶皆有刺毛。六、七月开黄花，结实大者径尺余，长三四尺，嫩时绿色有毛，老则苍色有粉，其皮坚厚，其肉肥白。其瓤谓之瓜练，白虚如絮，可以浣练衣服。

性急也。久病者、阴虚者忌之。孙真人言：九月勿食，令人反胃。须被霜食之乃佳。

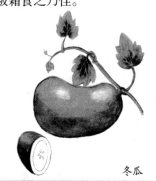

冬瓜

白 冬 瓜

【气味】甘，微寒，无毒。

【主治】小腹水胀，利小便，止渴。（《别录》）

捣汁服，止消渴烦闷，解毒。（弘景）

益气耐老，除心胸满，去头面热。（孟诜）

消热毒痈肿。切片摩痱子，甚良。（《大明》）

【发明】〔诜曰〕热者食之佳，冷者食之瘦人。煮食练五脏，为其下气故也。欲得体瘦轻健者，则可长食之；若要肥，则勿食也。

〔宗奭曰〕凡患发背及一切痈疽者，削一大块置疮上，热则易之，分散热毒气甚良。

〔震亨曰〕冬瓜性走而急。寇氏谓其分散热毒气，盖亦取其走而

附方

消渴不止。冬瓜一枚削皮，埋湿地中，一月取出，破开取清水日饮之。或烧熟绞汁饮之。（《圣济总录》）

消渴骨蒸。大冬瓜一枚去瓤，入黄连末填满，安瓮内，待瓜消尽，同研，丸梧子大。每服三四十丸，煎冬瓜汤下。（《经验》）

面黑令白。冬瓜一个，竹刀去皮切片，酒一升半，水一升，煮烂滤去滓，熬成膏，瓶收，每夜涂之。（《圣济总录》）

苜蓿

《别录》上品

释名 木粟、光风草。〔时珍曰〕苜蓿，郭璞作牧宿。谓其宿根自生，可饲牧牛马也。又罗愿《尔雅翼》作木粟，言其米可炊饭也。

集解〔时珍曰〕《杂记》言苜蓿原出大宛，汉使张骞带归中国。然今处处田野有之，陕、陇人亦有种者，年年自生。刈苗作蔬，一年可三刈。二月生苗，一科数十茎，茎颇似灰藋。一枝三叶，叶似决明叶，而小如指顶，绿色碧艳。入夏及秋，开细黄花。结小荚圆扁，旋转有刺，数荚累累，老则黑色。内有米如穄米，可为饭，亦可酿酒，罗愿以此为鹤顶草，误矣。鹤顶，乃红心灰藋也。

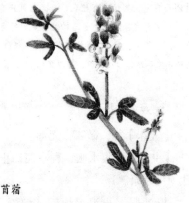

苜蓿

【气味】苦，平，涩，无毒。

【主治】安中利人，可久食。（《别录》）

利五脏，轻身健人，洗去脾胃间邪热气，通小肠诸恶热毒，煮和酱食，亦可作羹。（孟诜）

利大小肠。（宗奭）

干食益人。（苏颂）

壶卢

《日华》

释名 瓠瓜、匏瓜。〔时珍曰〕壶，酒器也。卢，饭器也。此物各象其形，又可为酒饭之器，因以名之。

集解〔时珍曰〕长瓠、悬瓠、壶卢、匏瓜、蒲卢，状名不一，其实一类各色也。处处有之，但有迟早之殊。

【气味】甘，平，滑，无毒。

【主治】消渴恶疮，鼻口中肉烂痛。（思邈）

消热，服丹石人宜之。（孟诜）

除烦，治心热，利小肠，润心

肺，治石淋。（《大明》）

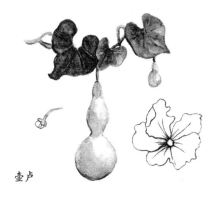

壶卢

　　腹胀黄肿。用亚腰壶卢连子烧存性，每服一个，食前温酒下。不饮酒者，白汤下。十余日见效。（《简便方》）

 叶

【气味】甘，平，无毒。
【主治】为茹耐饥。（思邈）

 蔓　须　花

【主治】解毒。（时珍）

附方

　　预解胎毒。七、八月，或三伏日，或中秋日，剪壶卢（须如

环子脚者）阴干，于除夜煎汤浴小儿，则可免出痘。（唐瑶《经验方》）

 子

　　【主治】齿龂或肿或露，齿摇疼痛，用八两同牛膝四两，每服五钱，煎水含漱，日三四次。（《御药院方》）

茄

宋《开宝》

释名　落苏、昆仑瓜、草鳖甲。〔颂曰〕按段成式云：茄（音加），乃莲茎之名。今呼茄菜，其音若伽，未知所自也。

集解　〔颂曰〕茄子处处有之。其类有数种：紫茄、黄茄，南北通有；白茄、青水茄，唯北土有之。入药多用黄茄，其余唯可作菜茹尔。江南一种藤茄，作蔓生，皮薄似壶卢，亦不闻中药。

　　〔宗奭曰〕新罗国出一种茄，形如鸡子，淡光微紫色，蒂长味甘。今中国已遍有之。

〔时珍曰〕茄种宜于九月黄熟时收取，洗净曝干，至二月下种移栽。株高二三尺，叶大如掌。自夏至秋，开紫花，五瓣相连，五棱如缕，黄蕊绿蒂，蒂包其茄。茄中有瓤，瓤中有子，子如脂麻。其茄有团如瓜蒌者，长四五寸者。有青茄、紫茄、白茄。白茄亦名银茄，更胜青者。诸茄至老皆黄，苏颂以黄茄为一种，似未深究也。

【气味】甘，寒，无毒。

【主治】寒热，五脏劳。（孟诜）
老裂者烧灰，治乳裂。（震亨）
散血止痛，消肿宽肠。（时珍）

【发明】〔宗奭曰〕蔬圃中唯此无益。《开宝本草》并无主治，止说损人。后人虽有处治之法，终与正文相失。圃人又下于暖处，厚加粪壤，遂于小满前后求贵价以售。既不以时，损人益多。不时不食，乌可忽也。

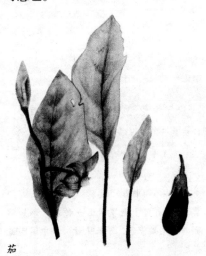

茄

〔震亨曰〕茄属土，故甘而喜降，大肠易动者忌之。老实治乳头裂，茄根煮汤渍冻疮，折蒂烧灰治口疮，俱获奇效，皆甘以缓火之意也。

〔时珍曰〕段成式《酉阳杂俎》言茄厚肠胃，动气发疾。盖不知茄之性滑，不厚肠胃也。

附方

久患下血。大茄种三枚，每用一枚，湿纸包煨熟，安瓶内，以无灰酒一升半沃之，蜡纸封闭三日，去茄暖饮。（《普济方》）

大风热痰。用黄老茄子（大者）不计多少，以新瓶盛，埋土中，经一年尽化为水，取出入苦参末，同丸梧子大。食已及卧时酒下三十丸，甚效。此方出江南人传。（苏颂《图经本草》）

腰脚拘挛（腰脚风血积冷，筋急拘挛疼痛者）。取茄子五十斤切洗，以水五斗煮取浓汁，滤去滓，更入小铛中，煎至一斗以来，即入生粟粉同煎，令稀稠得所，取出搜和，更入麝香、朱砂末，同丸如梧子大。每旦用秋

米酒送下三十丸，近暮再服，一月乃瘥。男子、女人通用皆验。（《图经本草》）

磕扑青肿。老黄茄极大者，切片如一指厚，新瓦焙研为末。欲卧时温酒调服二钱匕，一夜消尽，无痕迹也。（《胜金》）

坠损跌扑（散血止痛）。重阳日收老茄子百枚，去蒂四破切之，消石十二两捣碎，以不津器先铺茄子一重，乃下消石一重，如此间铺令尽，以纸数层密封，安置净处，上下以新砖承覆，勿犯地气。至正月后取出，去纸两重，日中曝之。逐日如此，至二、三月，度茄已烂，开瓶倾出，滤去滓，别入新器中，以薄绵盖头，又曝，至成膏乃可用。每以酒调半匙，空腹饮之，日再，恶血散则痛止而愈矣。若膏久干硬，即以饭饮化动用之。（《图经本草》）

热毒疮肿。生茄子一枚，割去二分，去瓤二分，似罐子形，合于疮上即消也。如已出脓，再用取瘥。（《圣济总录》）

喉痹肿痛。糟茄或酱茄，细嚼咽汁。（《德生堂方》）

蒂

【主治】烧灰，米饮服二钱，治肠风下血不止及血痔。（吴瑞）

烧灰，治口齿疮䘌。生切，擦癜风。（时珍）

【发明】〔时珍曰〕治癜风，用茄蒂蘸硫、附末掺之，取其散血也。白癜用白茄蒂，紫癜用紫茄蒂，亦各从其类耳。

附方

风蛀牙痛。茄蒂烧灰掺之。或加细辛末等分，日用之。（《仁存方》）

花

【主治】金疮牙痛。（时珍）

附方

牙痛。秋茄花干之，旋烧研涂痛处，立止。（《海上名方》）

根及枯茎叶

【主治】冻疮皲裂，煮汤渍之，良。（《开宝》）

散血消肿，治血淋下血，血痢阴挺，齿䘌口蕈。（时珍）

附方

血淋疼痛。茄叶熏干为末，每服二钱，温酒或盐汤下。隔年者尤佳。（《经验良方》）

女阴挺出。茄根烧存性，为末。油调在纸上，卷筒安入内。一日一上。（《乾坤生意》）

口中生蕈。用醋漱口，以茄母（烧灰）、飞盐等分，米醋调稀，时时擦之。（《摘玄方》）

牙齿蜃痛。茄根捣汁，频涂之。陈茄树烧灰敷之。先以露蜂房煎汤漱过。（《海上名方》）

夏月趾肿（不能行走者）。九月收茄根悬檐下，逐日煎汤洗之。（《简便》）

竹笋

《别录》中品

释名 竹萌、竹芽、竹胎、竹子。〔时珍曰〕笋从竹、旬，谐声也。

集解〔弘景曰〕竹类甚多。笋以实中竹、篁竹者为佳。于药无用。

〔颂曰〕竹笋，诸家唯以甘竹笋为最贵。然苦竹有二种：一种出江西及闽中者，本极粗大，笋味殊苦，不可啖；一种出江浙及近道者，肉厚而叶长阔，笋味微苦，俗呼甜苦笋，食品所宜，亦不闻入药也。

〔时珍曰〕晋武昌戴凯之、宋僧赞宁皆著《竹谱》，凡六十余种。其所产之地，发笋之时，各各不同。详见木部竹下。其笋亦有可食、不可食者。大抵北土鲜竹，唯秦、蜀、吴、楚以南则多有之。竹有雌雄，但看根上第一枝双生者，必雌也，乃有笋。土人于竹根行鞭时掘取嫩者，谓之鞭笋。江南、湖南人冬月掘大竹根下未出土者为冬笋，《东观汉记》谓之苞笋，并可鲜食，为珍品。其他则南人淡干者为玉版笋、明笋、火笋，盐曝者为盐笋，并可为蔬食也。

诸 竹 笋

【气味】甘，微寒，无毒。

【主治】消渴，利水道，益气，可久食。（《别录》）

利膈下气，化热消痰爽胃。（宁原）

苦 竹 笋

【气味】苦、甘，寒。

【主治】不睡，去面目并舌上热

黄，消渴，明目，解酒毒，除热气，健人。（藏器）

理心烦闷，益气力，利水道，下气化痰，理风热脚气，并蒸煮食之。（《心镜》）

治出汗中风失音。（汪颖）

干者烧研入盐，擦牙疳。（时珍）

【发明】〔时珍曰〕四川叙州宜宾、长宁所出苦笋，彼人重之。

淡 竹 笋

【气味】甘，寒。

【主治】消痰，除热狂壮热，头痛头风，并妊妇头旋，颠仆惊悸，温疫迷闷，小儿惊痫天吊。（汪颖）

冬 笋 箮 笋

【气味】甘，寒。

【主治】小儿痘疹不出，煮粥食之，解毒，有发生之义。（汪颖）

【发明】〔诜曰〕淡竹笋及中母笋虽美，然发背闷脚气。箭竹笋新者可食，陈者不宜。诸竹笋多食皆动气发冷症，唯苦竹笋主逆气，不发疾。

〔颖曰〕笋与竹沥功近。有人素患痰病，食笋而愈也。

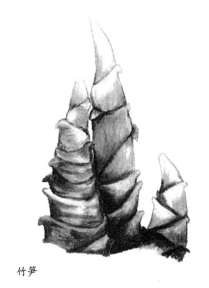

竹笋

〔瑞曰〕淡笋、甘笋、苦笋、冬笋、鞭笋皆可久食。其他杂竹笋性味不一，不宜多食。

〔时珍曰〕赞宁《笋谱》云：笋虽甘美，而滑利大肠，无益于脾，俗谓之刮肠篦。唯生姜及麻油能杀其毒。人以麻滓沃竹丛，则次年凋疏，可验矣。其蕲州丛竹、毛斑竹、匡庐扁竹、沣州方竹、岭南篾竹、筹竹、月竹诸笋，皆苦韧不堪食也。时珍常见俗医治痘，往往劝饮笋汤，云能发痘。盖不知痘疮不宜大肠滑利，而笋有刮肠之名，则暗受其害者，不知若干人也。戒之哉，戒之哉。

翘 摇

《拾遗》

释名 摇车、野蚕豆、小巢菜。〔藏器曰〕翘摇，幽州人谓之翘摇。《尔雅》云：柱夫，摇车（俗呼翘摇车）是矣。蔓生细叶，紫花可食。〔时珍曰〕翘摇，言其茎叶柔婉，有翘然飘摇之状，故名。

集解 〔藏器曰〕翘摇生平泽。蔓生如萱豆，紫花。

〔时珍曰〕处处皆有。蜀人秋种春采，老时耕转壅田。故薛田诗云：剩种豌巢沃晚田。蔓似萱豆而细，叶似初生槐芽及蒺藜，而色青黄。欲花未萼之际，采而蒸食，点酒下盐，苨羹作馅，味如小豆藿。至三月开小花，紫白色。结角，子似豌豆而小。

【气味】辛，平，无毒。

【主治】破血，止血生肌。捣汁服之，疗五种黄病，以瘥为度。（藏器）

利五脏，明耳目，去热风，令人轻健，长食不厌，甚益人。（孟诜）

止热疟，活血平胃。（时珍）

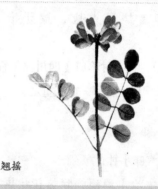

翘摇

附方

活血明目。漂摇豆为末，甘草汤服二钱，日二服。（《卫生易简方》）

热疟不止。翘摇杵汁服之。（《广利方》）

胡 瓜

宋《嘉祐》

释名 黄瓜。〔时珍曰〕张骞使西域得种，故名胡瓜。按杜宝《拾遗录》云：隋大业四年避讳，改胡瓜为黄瓜。与陈氏之说微异。今俗以《月令》王瓜生即此，误矣。王瓜，土瓜也。

集解 〔时珍曰〕胡瓜处处有之。正、二　　月下种，三月生苗引蔓。叶如冬瓜叶，亦有毛。四、五月开黄花，结瓜围二三寸，长者至尺许，青色，皮上有瘤癗如疣子，至老则黄赤色。其子与菜瓜子同。一种五月种者，霜时结瓜，白色而短，并生熟可食，兼蔬蓏之用，糟酱不及菜瓜也。

【气味】甘，寒，有小毒。

【主治】清热解渴，利水道。（宁原）

小儿热痢。嫩黄瓜同蜜食十余枚，良。（《海上名方》）

水病肚胀（四肢浮肿）。用胡瓜一个破开，连子以醋煮一半水煮一半至烂，空心俱食之，须臾下水也。（《千金髓》）

小儿出汗。香瓜丸：用黄连、胡黄连、黄柏、川大黄（煨熟）、鳖甲（醋炙）、柴胡、芦荟、青皮等分为末。用大黄瓜（黄色者）一个，割下头，填药至满，盖定签住，慢火煨熟，同捣烂，入面糊丸绿豆大。每服二三丸，大者五七丸至十丸，食后新水下。（钱乙《小儿方》）

咽喉肿痛。老黄瓜一枚去子，入硝填满，阴干为末。每以少许吹之。（《医林集要》）

火眼赤痛。五月取老黄瓜一条，上开小孔，去瓤，入芒硝令满，悬阴处，待硝透出刮下，留点眼甚效。（《寿域神方》）

叶

【气味】苦，平，有小毒。

【主治】小儿闪癖，一岁用一叶，生挼搅汁服，得吐、下良。（藏器）

根

【主治】捣敷狐刺毒肿。（《大明》）

芋

《别录》中品

▌释名　土芝、蹲鸱。〔时珍曰〕按徐铉注《说文》云：芋犹吁也。大叶实根，骇吁人也。吁音芋，疑怪貌。

▌集解　〔弘景曰〕芋，钱塘最多。生则有毒，味莶不可食。种芋三年，不采则成梠芋。又别有野芋，名老芋，形叶相似如一，根并杀人。

〔颂曰〕今处处有之，闽、蜀、淮、楚尤多植之。种类虽多，大抵性效相近。蜀川出者，形圆而大，状若蹲鸱，谓之芋魁。彼人种以当粮食而度饥年。江西、闽中出者，形长而大。其细者如卵，生于魁旁，食之尤美。凡食芋并须栽莳者。其野芋有大毒，不可食。

〔时珍曰〕芋属虽多，有水、旱二种：旱芋山地可种，水芋水田莳之。叶皆相似，但水芋味胜。茎亦可食。芋不开花，时或七、八月间有开者，抽茎生花黄色，旁有一长萼护之，如半边莲花之状也。

芋子

【气味】辛，平，滑，有小毒。

【主治】宽肠胃，充肌肤，滑中。（《别录》）

冷啖，疗烦热，止渴。（苏恭）

令人肥白，开胃通肠闭。产妇食之，破血；饮汁，止血渴。（藏器）

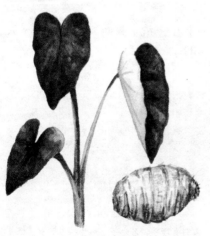

芋

破宿血，去死肌。和鱼煮食，甚下气，调中补虚。（《大明》）

【发明】〔诜曰〕芋，白色者无味，紫色者破气。煮汁啜之，止渴。十月后晒干收之，冬月食不发病。他时月不可食。又和鲫鱼、鳢鱼作臛良。久食，治人虚劳无力。又煮汁洗腻衣，白如玉也。

〔《大明》曰〕芋以姜同煮过，换水再煮，方可食之。

附方

腹中癖气。生芋子一斤压破，酒五斤渍二七日。空腹每饮一升，神良。（韦宙《独行方》）

疮冒风邪（肿痛）。用白芋烧灰敷之。干即易。（《千金方》）

叶茎

【气味】辛，冷，滑，无毒。

【主治】除烦止泻，疗妊妇心烦迷闷，胎动不安。又盐研，敷蛇虫咬，并痈肿毒痛，及署毒箭。（《大明》）

梗：擦蜂螫尤良。（宗奭）

【发明】〔慎微曰〕沈括《笔谈》云：处士刘易隐居王屋山，见一蜘蛛为蜂所螫，坠地，腹鼓欲裂，徐行入草，啮破芋梗，以疮就啮处磨之，良久腹消如故。自后用治蜂螫有验，由此。

附方

黄水疮。芋苗晒干，烧存性研搽。（邵真人《经验方》）

蕺

《别录》下品

释名 菹菜、鱼腥草。〔时珍曰〕蕺字，段公路《北户录》作蕺，音戢。秦人谓之菹子。菹、蕺音相近也。其叶腥气，故俗呼为鱼腥草。

集解〔恭曰〕蕺菜生湿地山谷阴处，亦能蔓生。叶似荞麦而肥，茎紫赤色。山南、江左人好生食之。关中谓之菹菜。

〔保昇曰〕茎、叶俱紫，赤英，有臭气。

〔时珍曰〕案赵叔文《医方》云：鱼腥草即紫蕺。叶似荇，其状三角，一边红，一边青。可以养猪。又有五蕺（即五毒草），花、叶相似，但根似狗脊。

叶

【气味】辛，微温，有小毒。

【主治】蠼螋尿疮。（《别录》）

淡竹筒内煨熟，捣敷恶疮、白秃。（《大明》）

散热毒痈肿，疮痔脱肛，断痁疾，解硇毒。（时珍）

附方

背疮热肿。蕺菜捣汁涂之，留孔以泄热毒，冷即易之。（《经验方》）

痔疮肿痛。鱼腥草一握，煎汤熏洗，仍以草挹痔即愈。一方：洗后以枯矾入片脑少许，敷之。（《救急方》）

虫牙作痛。鱼腥草、花椒、

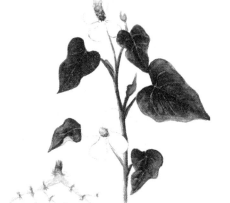

蕺

菜籽油等分，捣匀，入泥少许，和作小丸如豆大。随牙左右塞耳内，两边轮换，不可一齐用，恐闭耳气。塞一日夜，取看有细虫为效。（《简便方》）

恶蛇虫伤。鱼腥草、皱面草、槐树叶、草决明，一处杵烂，敷之甚效。（同上）

薤

《本经》中品

释名 荍子（音钓）、火葱、菜芝、鸿荟（音会）。〔时珍曰〕薤本文作䪥，韭类也。故字从韭，从叙（音概），谐声也。今人因其根白，呼为藠子，江南人讹为荍子。其叶类葱而根如蒜，收种宜火熏，故俗人称为火葱。罗愿云：物莫美于芝，故薤为菜芝。苏颂复附荍子于蒜条，误矣。

集解 〔《别录》曰〕薤生鲁山平泽。

〔恭曰〕薤是韭类。叶似韭而阔，多白而无实。有赤、白二种：白者补而美，赤者苦而无味。

〔颂曰〕薤处处有之。春秋分莳，至冬叶枯。《尔雅》云：蒚，山薤也。生山中，茎叶与家薤相类，而根差长，叶差大，仅若鹿葱，体性亦与家薤同。今人少用。

〔宗奭曰〕薤叶如金灯叶，差狭而更光。故古人言薤露者，以其光滑难伫之义也。

〔时珍曰〕薤八月栽根，正月分莳，宜肥壤。数枝一本，则茂而根大。叶状似韭。韭叶中实而扁，有剑脊。薤叶中空，似细葱叶而有棱，气亦如葱。二月开细花，紫白色。根如小蒜，一本数颗，相依而生。五月叶青则掘之，否则肉不满也。其根煮食、苗酒、糟藏、醋浸皆宜。故《内则》云：切葱、薤实诸醯以柔之。白乐天诗云"酥暖薤白酒"，谓以酥炒薤白投酒中也。一种水晶葱，葱叶蒜根，与薤相似，不臭，亦其类也。按王祯《农书》云：野薤俗名天薤。生麦原中，叶似薤而小，味益辛，亦可供食，但不多有。即《尔雅》"山薤"是也。

薤 白

【气味】辛、苦，温，滑，无毒。

【主治】金疮疮败。轻身，不饥耐老。（《本经》）

归骨，除寒热，去水气，温中散结气。作羹食，利病人。诸疮中风寒水气肿痛，捣涂之。（《别录》）

煮食，耐寒，调中补不足，止久痢冷泻，肥健人。（《日华》）

治泄痢下重，能泄下焦阳明气滞。（李杲）

心病宜食之。利产妇。（思邈）

治女人带下赤白，作羹食之。骨哽在咽不去者，食之即下。（孟诜）

补虚解毒。（苏颂）

白者补益，赤者疗金疮及风，生肌肉。（苏恭）

与蜜同捣，涂汤火伤，效甚速。（宗奭）

温补，助阳道。（时珍）

【发明】〔弘景曰〕薤性温补，仙方及服食家皆须之，偏入诸膏用。不可生啖，荤辛为忌。

〔诜曰〕薤，白色者最好，虽有辛，不荤五脏。学道人长服之，可通神安魂魄，益气续筋力。

〔颂曰〕白薤之白，性冷而补。又曰：菝子，煮与蓐妇饮，易产。亦主脚气。

〔时珍曰〕薤，味辛气温。诸家言其温补，而苏颂《图经》独谓其冷补。按杜甫《薤诗》云：束比青刍色，圆齐玉箸头。衰年关膈冷，味暖并无忧。亦言其温补，与经文相合。则冷补之说，盖不然也。又按王祯云：薤生则气辛，熟则甘美。种之不蠹，食之有益。

〔宗奭曰〕薤叶光滑，露亦难伫。《千金》治肺气喘急方中用之，亦取其滑泄之义。

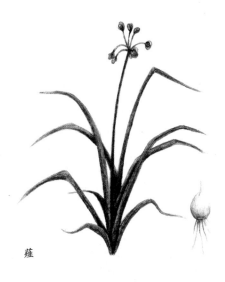

薤

附方

胸痹刺痛。张仲景瓜蒌薤白汤：治胸痹，痛彻心背，喘息咳唾短气，喉中燥痒，寸脉沉迟，关脉弦数，不治杀人。用瓜蒌实一枚，薤白半升，白酒七升，煮二升，分二服。《千金》治胸痹，半夏薤白汤：用薤白四两，半夏一合，枳实半两，生姜一两，瓜蒌实半枚，㕮咀，以白截浆三升，煮一升，温服，日三。《肘后方》治胸痹，瘥而复发：薤根五升，捣汁饮之，立瘥。

霍乱干呕（不止者）。以薤一虎口，以水三升，煮取一半，顿服。不过三作即已。（韦宙

《独行方》）

赤白痢下。薤白一握，同米煮粥，日食之。（《食医心镜》）

小儿疳痢。薤白生捣如泥，以粳米粉和蜜作饼，炙熟与食。不过三两服。（杨氏《产乳》）

产后诸痢。多煮薤白食，仍以羊肾脂同炒食之。（《范汪方》）

妊娠胎动（腹内冷痛）。薤白一升，当归四两。水五升，煮二升，分三服。（《古今录验》）

郁肉脯毒。杵薤汁，服二三升良。（葛洪方）

疮犯恶露（甚者杀人）。薤白捣烂，以帛裹煨极热，去帛敷之，冷即易换。亦可捣作饼，以艾灸之，热气入疮，水出即瘥

也。（《梅师方》）

手指赤色（随月生死）。以生薤一把，苦酒煮熟，捣烂涂之，愈乃止。（《肘后方》）

毒蛇螫伤。薤白捣敷。（徐王方）

虎犬咬伤。薤白捣汁一升饮之，并涂之。日三服，瘥乃止。（葛洪方）

诸鱼骨哽。薤白嚼柔，以绳系中，吞到哽处，引之即出。（同上）

目中风肿（作痛）。取薤白截断，安膜上令遍。痛作复为之。（《范汪方》）

咽喉肿痛。薤根醋捣敷肿处。冷即易之。（《圣济》）

芸薹

《唐本草》

释名 寒菜、胡菜、薹菜、薹芥、油菜。〔时珍曰〕此菜易起薹，须采其薹食，则分枝必多，故名芸薹；而淮人谓之薹芥，即今油菜，为其子可榨油也。羌陇氐胡，其地苦寒，冬月多种此菜，能历霜雪，种自胡来，故《服虔通俗文》谓之胡菜，而胡洽居士《百病方》谓之寒菜，皆取此义也。或云塞外有地名云台戍，始种此菜，故名，亦通。

集解 〔宗奭曰〕芸薹不甚香，经冬根不死，辟蠹，于诸菜中亦不甚佳。

〔时珍曰〕芸薹方药多用，诸家注亦不明，今人不识为何菜？珍访考之，乃今油菜也。九月、十月下种，生叶形色微似白菜。冬、春采薹心为茹，三月则老不可食。开小黄花，四瓣，如芥花。结荚收子，亦如芥子，灰赤色。炒过榨油黄色，燃灯甚明，食之不及麻油。近人因有油利。种者亦广云。

茎 叶

【气味】辛，温，无毒。

【主治】风游丹肿，乳痈。（《唐本草》）

破癥瘕结血。（《开宝》）

治产后血风及瘀血。（《日华》）

煮食，治腰脚痹。捣叶，敷女人吹奶。（藏器）

治瘰疬、豌豆疮，散血消肿。伏蓬砂。（时珍）

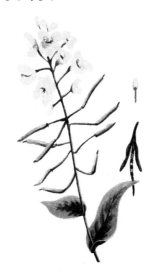

芸薹

【发明】〔藏器曰〕芸薹破血，故产妇宜食之。

〔思邈曰〕贞观七年三月，予在内江县饮多，至夜觉四体骨肉疼痛。至晓头痛，额角有丹如弹丸，肿痛。至午通肿，目不能开。经日几毙。予思本草芸薹治风游丹肿，遂取叶捣敷，随手即消，其验如神也。亦可捣汁服之。

附方

天火热疮。初起似痱，渐如水泡，似火烧疮，赤色，急速能杀人。芸薹叶捣汁，调大黄、芒硝、生铁衣等分，涂之。（《近效方》）

手足瘰疬。此疮喜着手足肩背，累累如赤豆，剥之汁出。用芸薹叶煮汁服一升，并食干熟菜数顿，少与盐、酱。冬月用子研水服。（《千金方》）

异疬似痈。而小有异，脓如小豆汁，今日去，明日满。用芸薹捣熟，湿布袋盛，于热灰中煨熟，更互熨之，不过三二度。无叶用干者。（《千金》）

子

【气味】辛，无毒。

【主治】取油敷头，令发长黑。（藏器）

行滞血，破冷气，消肿散结，治产难、产后心腹诸疾，赤丹热肿，金疮血痔。（时珍）

【发明】〔时珍曰〕芸薹菜子、叶同功。其味辛气温，能温能散。其用长于行血滞，破结气。故古方消肿散结，治产后一切心腹气血痛，诸游风丹毒热肿疮痔诸药咸用之。经水行后，加入四物汤服之，云能断产。又治小儿惊风，贴其顶囟，则引气上出也。《妇人方》治产难歌云：黄金花结粟米实，细研酒下十五粒。灵丹功效妙如神，难产之时能救急。

产后血运。芸薹子、生地黄等分，为末。每服三钱，姜七片，酒、水各半盏，童便半盏，煎七分，温服即苏。（温隐居《海上方》）

肠风脏毒（下血）。芸薹子（生用）、甘草（炙）为末。每服二钱，水煎服之。（《普济方》）

小儿天钓。芸薹子、生乌头（去皮、尖）各二钱，为末。每用一钱，水调涂顶上。名涂顶散。（《圣济总录》）

风疮不愈。陈菜籽油，同穿山甲末熬成膏，涂之即愈。（《摄生众妙方》）

丝 瓜

《纲目》

释名 天丝瓜、天罗、布瓜、蛮瓜、鱼鰦。〔时珍曰〕此瓜老则筋丝罗织，故有丝罗之名。昔人谓之鱼鰦，或云虞刺。始自南方来，故曰蛮瓜。

集解 〔时珍曰〕丝瓜，唐宋以前无闻，今南北皆有之，以为常蔬。二月下种，生苗引蔓，延树竹，或作棚架。其叶大于蜀葵而多丫尖，有细毛刺，取汁可染绿。其茎有棱。六、七月开黄花，五出，微似胡瓜花，蕊瓣俱黄。其瓜大寸许，长一二尺，甚则三四尺，深绿色，有皱点，瓜头如鳖首。嫩时去皮，可烹可曝，点茶充蔬。老则大如杵，筋络缠绕如织成，经霜乃枯，唯可藉靴履，涤釜器，故村人呼为洗锅罗瓜。内有隔，子在隔中，状如瓜蒌子，黑色而扁。其花苞及嫩叶、卷须，皆可食也。

瓜

【气味】甘，平，无毒。

【主治】痘疮不快，枯者烧存性，入朱砂研末，蜜水调服，甚妙。（震亨）

煮食，除热利肠。老者烧存性服，去风化痰，凉血解毒，杀虫，通经络，行血脉，下乳汁，治大小便下血，痔漏崩中，黄积，疝痛卵肿，血气作痛，痈疽疮肿，齿䘌，痘疹胎毒。（时珍）

【发明】〔颖曰〕丝瓜本草诸书无考，唯痘疮及脚痈方中烧灰用之，亦取其性冷解毒耳。

〔时珍曰〕丝瓜老者，筋络贯串，房隔联属。故能通人脉络脏腑，而去风解毒，消肿化痰，祛痛杀虫，及治诸血病也。

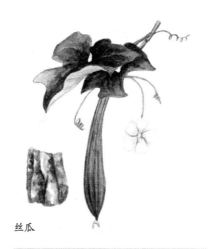

丝瓜

肠风下血。霜后干丝瓜烧存性，为末，空心酒服二钱。一名蛮瓜，一名天罗，一名天丝瓜是矣。（许叔微《本事方》）

酒痢便血（腹痛，或如鱼脑五色者）。干丝瓜一枚（连皮烧研），空心酒服二钱。一方煨食之。俗名鱼鳅是也。（《经验良方》）

叶

【主治】癣疮，频按掺之。疗痈疽疔肿卵㿗。（时珍）

附方

肺热面疮。苦丝瓜、牙皂荚并烧灰，等分，油调搽。（《摘玄方》）

玉茎疮溃。丝瓜连子捣汁，和五倍子末，频搽之。（《丹溪方》）

痔漏脱肛。丝瓜（烧灰）、多年石灰、雄黄各五钱，为末，以猪胆、鸡子清及香油和调，贴之，收上乃止。（孙氏《集效方》）

附方

虫癣。清晨采露水丝瓜叶七片，逐片擦七下，如神。忌鸡、鱼、发物。（《摄生众妙方》）

阴子偏坠。丝瓜叶（烧存性）三钱，鸡子壳（烧灰）二钱，温酒调服。（余居士《选奇方》）

刀疮神药。古石灰、新石灰、丝瓜根叶（初种放两叶者）、韭菜根各等分，捣一千下作饼，阴干为末，擦之。止血定痛生肌，如神效。侍御苏海峰所传。（董炳《集验方》）

木 耳

《本经》中品

释名 木檽（而、软二音）、木纵。〔时珍曰〕木耳生于朽木之上，无枝叶，乃湿热余气所生。曰耳曰蛾，象形也。曰檽，以软湿者佳也。曰鸡曰纵，因味似也。南楚人谓鸡为纵。曰菌，犹蜎也，亦象形也。蜎乃贝子之名。或曰：地生为菌，木生为蛾。北人曰蛾，南人曰蕈。

集解 〔《别录》曰〕五木耳生犍为山谷。六月多雨时采，即曝干。

〔弘景曰〕此云五木耳，而不显言是何木。唯老桑树生桑耳，有青、黄、赤、白者。软湿者人采以作菹，无复药用。

〔恭曰〕桑、槐、楮、榆、柳，此为五木耳。软者并堪啖。楮耳人常食，槐耳疗痔。煮浆粥安诸木上，以草覆之，即生蕈尔。

〔时珍曰〕木耳各木皆生，其良毒亦必随木性，不可不审。然今货者，亦多杂木，唯桑、柳、楮、榆之耳为多云。

【气味】 甘，平，有小毒。

【主治】 益气不饥，轻身强志。（《本经》）

断谷治痔。（时珍）

【发明】〔时珍曰〕按《生生编》云：柳蛾补胃，木耳衰精。言老柳之蛾能补胃理气。木耳乃朽木

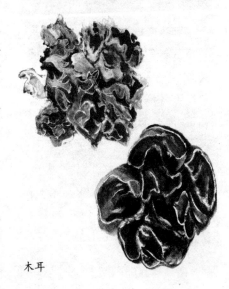

木耳

所生，得一阴之气，故有衰精冷肾之害也。

血注脚疮。桑耳、楮耳、牛屎菰各五钱，胎发灰（男用女，女用男）三钱，研末，油和涂之，或干涂之。（《奇效良方》）

崩中漏下。木耳半斤，炒见烟，为末，每服二钱一分，头发灰三分，共二钱四分，以应二十四气。好酒调服，出汗。（孙氏《集效方》）

新久泄痢。干木耳一两（炒），鹿角胶二钱半（炒），为末。每服三钱，温酒调下，日二。（《御药院方》）

桑耳

【气味】甘，平，有毒。

【主治】黑者，主女人漏下赤白汁，血病癥瘕积聚，阴痛，阴阳寒热，无子。（《本经》）

疗月水不调。其黄熟陈白者，止久泄，益气不饥。其金色者，治癖饮积聚，腹痛金疮。（《别录》）

治女子崩中带下，月闭血凝，产后血凝，男子疝癖。（甄权）

止血衄，肠风泻血，妇人心腹痛。（《大明》）

利五脏，宣肠胃气，排毒气。压丹石人热发，和葱、豉作羹食。（孟诜）

少小鼻衄（小劳辄出）。桑耳熬焦捣末，每发时，以杏仁大塞鼻中，数度即可断。（《肘后方》）

五痔下血。桑耳作羹，空心饱食，三日一作。待孔卒痛如鸟啄状，取大、小豆各一升合捣，作两囊蒸之，及热，更互坐之即瘥。（《外台》）

脱肛泻血（不止）。用桑黄一两，熟附子一两，为末，炼蜜丸梧子大，每米饮下二十丸。（《圣惠》）

血淋疼痛。桑黄、槲白皮各二钱，水煎服，日一次。（《圣惠方》）

月水不断。肉色黄瘦，血竭暂止，数日复发，小劳辄剧，久疾失治者，皆可服之。桑黄焙研，每服二钱，食前热酒下，日二服。（《普济方》）

崩中漏下。桑耳炒黑为末，酒服方寸匕，日三服取效。（《千

金方》）

赤白带下。桑耳切碎，酒煎服。（苏颂《图经》）

留饮宿食。桑耳二两，巴豆一两（去皮），五升米下蒸过，和枣膏捣丸麻子大。每服一二丸，取利止。（《范汪方》）

瘰疬溃烂。桑黄菰五钱，水红豆一两，百草霜三钱，青苔二钱，片脑一分。为末，鸡子白调敷，以车前、艾叶、桑皮煎汤洗之。（《纂要奇方》）

咽喉痹痛。五月五日，收桑上木耳，白如鱼鳞者，临时捣碎，绵包弹子大，蜜汤浸，含之立效。（《便民方》）

面上黑斑。桑耳焙研，每食后热汤服一钱，一月愈。（《摘玄方》）

遗尿且涩。桑耳为末，每酒下方寸匕，日三服。（《圣济总录》）

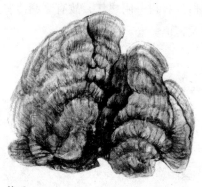

槐耳

槐耳

【气味】苦、辛，平，无毒。

【主治】五痔脱肛，下血心痛，妇人阴中疮痛。（苏恭）

治风破血，益力。（甄权）

附方

肠痔下血。槐树上木耳，为末。饮服方寸匕，日三服。（《肘后方》）

崩中不止（不问年月远近）。用槐耳烧存性，为末。每服方寸匕，温酒下。（《产宝方》）

产后血疼（欲死者）。槐鸡半两为末，酒浓煎饮，立愈。（《妇人良方》）

蛔虫心痛。槐木耳烧存性，为末，水服枣许。若不止，饮热水一升，蛔虫立出。（张文仲《备急方》）

月水不断（劳损黄瘦，暂止复发，小劳辄剧者）。槐蛾（炒黄）、赤石脂各一两，为末，食前热酒服二钱。桑黄亦可。（《圣惠方》）

葫

释名 大蒜、荤菜。〔弘景曰〕今人谓葫为大蒜，蒜为小蒜，以其气类相似也。〔时珍曰〕按孙愐《唐韵》云：张骞使西域，始得大蒜、胡荽。则小蒜乃中土旧有，而大蒜出胡地，故有胡名。二蒜皆属五荤，故通可称荤。

集解 〔《别录》曰〕葫，大蒜也。五月五日采，独子者入药尤佳。

〔颂曰〕今处处园圃种之。每颗六七瓣，初种一瓣，当年便成独子葫，至明年则复其本矣。其花中有实，亦作葫瓣状而极小，亦可种之。

〔时珍曰〕大、小二蒜皆八月种。春食苗，夏初食薹，五月食根，秋月收种。北人不可一日无者也。

【气味】辛，温，有毒。

【主治】归五脏，散痈肿䘌疮，除风邪，杀毒气。（《别录》）

下气，消谷，化肉。（苏恭）

去水恶瘴气，除风湿，破冷气，烂痃癖，伏邪恶，宣通温补，疗疮癣，杀鬼去痛。（藏器）

健脾胃，治肾气，止霍乱转筋腹痛，除邪祟，解温疫，去蛊毒，疗劳疟冷风，敷风损冷痛，恶疮、蛇虫、溪毒、沙虱，并捣贴之。熟醋浸，经年者良。（《日华》）

温水捣烂服，治中暑不醒。捣贴足心，止鼻衄不止。和豆豉丸服，治暴下血，通水道。（宗奭）

捣汁饮，治吐血心痛。煮汁饮，治角弓反张。同鲫鱼丸，治膈气。同蛤粉丸，治水肿。同黄丹丸，治痢疟、孕痢。同乳香丸，治腹痛。捣膏敷脐，能达下焦消水，利大小便。贴足心，能引热下行，治泄泻暴痢及干湿霍乱，止衄血。纳肛中，能通幽门，治关格不通。（时珍）

【发明】〔宗奭曰〕葫气极荤，置臭肉中反能掩臭。凡中暑毒人，烂嚼三两瓣，温水送之，下咽即知，但禁饮冷水。又鼻衄不止者，捣贴足心，衄止即试去。

〔时珍曰〕葫蒜入太阴、阳明，其气薰烈，能通五脏，达诸窍，去寒湿，辟邪恶，消痈肿，化癥积肉食，此其功也。故王祯称之云：味久不变，可以资生，可以致远，化臭腐为神奇，调鼎俎，代醯酱。携之旅途，则炎风瘴雨不能加，食馈腊毒不能害。夏月食之解暑气。北方食肉面尤不可无。乃《食经》之上品，《日用》之多助者也。盖不知其辛能散气，热能助火，伤肺损目，昏神伐性之害，荏苒受之而不悟也。尝有一妇，衄血一昼夜不止，诸治不效。时珍令以蒜敷足心，即时血止，真奇方也。

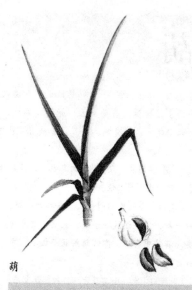

葫

附方

背疮灸法。凡觉背上肿硬疼痛，用湿纸贴寻疮头。用大蒜十颗，淡豉半合，乳香一钱，细研。随疮头大小，用竹片作圈围定，填药于内，二分厚，着艾灸之。痛灸至痒，痒灸至痛，以百壮为率。与蒜钱灸法同功。（《外科精要》）

疔肿恶毒。用门臼灰一撮罗细，以独蒜或新蒜蘸灰擦疮口，候疮自然出少汁，再擦，少顷即消散也。虽发背痈肿，亦可擦之。

关格胀满（大小便不通）。独头蒜烧熟去皮，绵裹纳下部，气立通也。（《外台秘要》）

干湿霍乱（转筋）。用大蒜捣涂足心，立愈。（《永类钤方》）

水气肿满。大蒜、田螺、车前子等分，熬膏摊贴脐中，水从便溺而下，数日即愈。象山民人患水肿，一卜者传此，用之有效。（仇远《稗史》）

疟疾寒热。《肘后方》：用独头蒜炭上烧之，酒服方寸匕。《简便》：用桃仁半片，放内关穴上，将独蒜捣烂罨之，缚住（男左女右），即止。邻妪用此治人屡效。《普济方》：端午日，取独头蒜煨熟，入矾红等分，捣丸芡子大，每白汤嚼下一丸。

泄泻暴痢。大蒜捣贴两足心。亦可贴脐中。（《千金方》）

肠毒下血。蒜连丸：用独蒜煨捣，和黄连末为丸，日日米汤服之。（《济生方》）

心腹冷痛。法醋浸至二三年蒜，食至数颗，其效如神。（李

时珍《濒湖集简方》）

寒湿气痛。端午日收独蒜，同辰粉捣，涂之。（唐瑶《经验方》）

牙齿疼痛。独头蒜煨，热切熨痛处，转易之。亦主虫痛。（《外台秘要》）

头风苦痛。《易简方》：用大蒜研汁嗞鼻中。《圣济录》：用大蒜七个去皮，先烧红地，以蒜逐个于地上磨成膏子。却以僵蚕一两，去头足，安蒜上，碗覆一夜，勿令透气。只取蚕研末，嗞入鼻内，口中含水，甚效。

金疮中风，角弓反张。取蒜一升去心，无灰酒四升煮极烂，并滓服之。须臾得汗即瘥。（《外台秘要》）

妇人阴肿（作痒）。蒜汤洗之，效乃止。（《永类钤方》）

阴汗作痒。大蒜、淡豉捣丸梧子大，朱砂为衣，每空腹灯心汤下三十丸。

小便淋沥（或有或无）。用大蒜一个，纸包煨熟，露一夜，空心新水送下。（朱氏《集验方》）

蜈蝎螫伤。独头蒜摩之，即止。（《梅师》）

蛇虺螫伤。孟诜曰：即时嚼蒜封之，六七易。仍以蒜一升去皮，以乳二升煮熟，空心顿服。明日又进。外以去皮蒜一升捣细，小便一升煮三四沸，浸损处。《梅师》：用独头蒜、酸草捣绞敷咬处。

食蟹中毒。干蒜煮汁饮之。（《集验方》）

草石蚕

《拾遗》

释名 地蚕、土蛹、甘露子、滴露、地瓜儿。〔时珍曰〕蚕、蛹皆以根形而名，甘露以根味而名。或言叶上滴露则生，珍常莳之，无此说也。其根长大者，《救荒本草》谓之地瓜儿。

集解 〔藏器曰〕陶氏注虫部石蚕云：今俗用草根黑色。按草石蚕生高山石上，根如箸，上有毛，节如蚕，叶似卷柏。山人取食之。〔颂曰〕草根之似蚕者，亦名石蚕。出福

州及信州山石上，四时常有。其苗青，亦有
节。三月采根用。

〔机曰〕草石蚕徽州甚多，土人呼为地
蚕。肥白而促节，大如三眠蚕。生下湿地及
沙碛间。秋时耕犁，遍地皆是。收取以醋淹
作菹食。冬月亦掘取之。

〔颖曰〕地蚕生郊野麦地中。叶如薄荷，
少狭而尖，文微皱，欠光泽。根白色，状如
蚕。四月采根，水淪和盐为菜茹之。

〔时珍曰〕草石蚕即今甘露子也。荆湘、
江淮以南野中有之，人亦栽莳。二月生苗，
长者近尺，方茎对节，狭叶有齿，并如鸡
苏，但叶皱有毛耳。四月开小花成穗，一如
紫苏花穗。结子如荆芥子。其根连珠，状如
老蚕。五月掘根蒸煮食之，味如百合。或以
萝卜卤及盐菹水收之，则不黑。亦可酱渍、
蜜藏。既可为菜，又可充果。陈藏器言石蚕
叶似卷柏者，若与此不同也。

【气味】甘，平，无毒。

【主治】和五脏，下气清神。

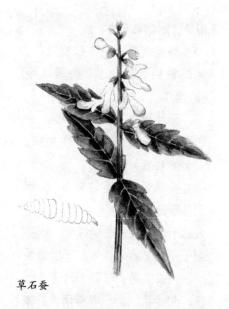

草石蚕

（《正要》）

浸酒，除风破血。煮食，治溪
毒。（藏器）

焙干，主走注风，散血止痛。
其节亦可捣末酒服。（苏颂）

果部

本草纲目

李时珍曰：木实曰果，草实曰蓏。熟则可食，干则可脯。丰俭可以济时，疾苦可以备药。辅助粒食，以养民生。故《素问》云：五果为助。五果者，以五味、五色应五脏，李、杏、桃、栗、枣是矣。《占书》欲知五谷之收否，但看五果之盛衰。李主小豆，杏主大麦，桃主小麦，栗主稻，枣主禾。《礼记·内则》列果品菱、椇、榛、瓜之类。《周官》职方氏辨五地之物，山林宜皂核物，柞、栗之属。川泽宜膏物，菱、芡之属。丘陵宜核物，梅、李之属。甸师掌野果蓏。场人树果蓏珍异之物，以时藏之。观此，则果蓏之土产常异，性味良毒，岂可纵嗜欲而不知物理乎？

杏

■释名 甜梅。〔时珍曰〕杏字篆文象子在木枝之形。或云从口及从可者，并非也。《江南录》云：杨行密改杏名甜梅。

■集解〔时珍曰〕诸杏，叶皆圆而有尖，二月开红花，亦有千叶者，不结实。甘而有沙者为沙杏，黄而带酢者为梅杏，青而带黄者为柰杏。其金杏大如梨，黄如橘。《西京杂记》载蓬莱杏花五色，盖异种也。

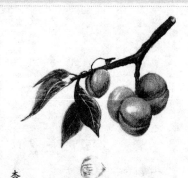

杏

实

【气味】酸，热，有小毒。

【主治】曝脯食，止渴，去冷热毒。心之果，心病宜食之。（思邈）

核仁

【气味】甘（苦），温（冷利），有小毒。

【主治】咳逆上气雷鸣，喉痹，下气，产乳金疮，寒心奔豚。（《本经》）

惊痫，心下烦热，风气往来。时行头痛，解肌，消心下急满痛，杀狗毒。（《别录》）

治腹痹不通，发汗，主温病脚气，咳嗽上气喘促。入天门冬煎，润心肺。和酪作汤，润声气。（甄权）

除肺热，治上焦风燥，利胸膈气逆，润大肠气秘。（元素）

【发明】〔元素曰〕杏仁气薄味厚，浊而沉坠，降也、阴也。入手太阴经。其用有三：润肺也，消食积也，散滞气也。

〔时珍曰〕杏仁能散能降，故解肌散风、降气润燥、消积治伤损药中用之。治疮杀虫，用其毒也。

附方

耳出脓汁。杏仁炒黑，捣膏绵裹纳入，日三四易之，妙。（《梅师方》）

鼻中生疮。杏仁研末，乳汁和敷。（《千金方》）

白癜风斑。杏仁连皮、尖，

每早嚼二七粒，揩令赤色。夜卧再用。(《圣济总录》)

【气味】苦，温，无毒。

【主治】补不足，女子伤中，寒热痹厥逆。(《别录》)

附方

粉滓面䵟。杏花、桃花各一升，东流水浸七日，洗面三七遍，极妙。(《圣济总录》)

叶

【主治】人卒肿满，身面洪大，煮浓汁热渍，亦少少服之。(《肘

后方》)

【主治】堕伤，取一握，水一升煮减半，入酒三合和匀，分再服，大效。(苏颂)

附方

坠扑瘀血(在内，烦闷者)。用东引杏树枝三两，细剉微熬，好酒二升煎十余沸，分二服。(《塞上方》)

根

【主治】食杏仁多，致迷乱将死，切碎煎汤服，即解。(时珍)

梅

《本经》中品

释名 〔时珍曰〕梅，古文作呆，象子在木上之形。

集解 〔时珍曰〕按陆机《诗疏》云：梅，杏类也。树、叶皆略似杏。叶有长尖，先众木而花。其实酢，曝干为脯，入羹臛齑中，又含之可以香口。子赤者材坚，子白者材脆。

实

【气味】酸，平，无毒。

【发明】〔宗奭曰〕食梅则津液泄者，水生木也。津液泄则伤肾，肾属水，外为齿故也。

〔时珍曰〕梅，花开于冬而实熟于夏，得木之全气，故其味最酸，所谓曲直作酸也。肝为乙木，胆为

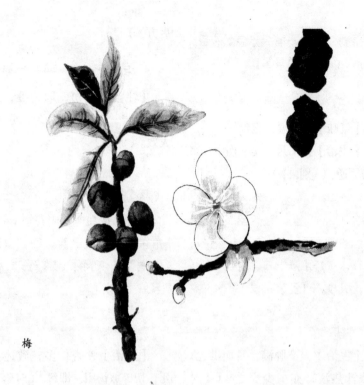

梅

甲木。人之舌下有四窍，两窍通胆液，故食梅则津生者，类相感应也。故《素问》云：味过于酸，肝气以津。又云：酸走筋，筋病无多食酸。不然，物之味酸者多矣，何独梅能生津耶？

乌梅

【气味】酸，温、平、涩，无毒。

【主治】下气，除热烦满，安心，止肢体痛，偏枯不仁，死肌，去青黑痣，蚀恶肉。（《本经》）

去痹，利筋脉，止下痢，好唾口干。（《别录》）

止渴调中，去痰治疟瘴，止吐逆霍乱，除冷热痢。（藏器）

治虚劳骨蒸，消酒毒，令人得睡。和建茶、干姜为丸服，止休息痢，大验。（《大明》）

敛肺涩肠，止久嗽泻痢，反胃噎膈，蛔厥吐利，消肿涌痰，杀虫，解鱼毒、马汗毒、硫黄毒。（时珍）